Imunidade

Eula Biss

Imunidade

Germes, vacinas
e outros medos

tradução
Pedro Maia Soares

todavia

Para outras mães,
com gratidão a minha

A primeira história que ouvi sobre imunidade foi contada por meu pai, que é médico, quando eu era muito jovem. Tratava-se do mito de Aquiles, cuja mãe tentou torná-lo imortal. Numa das versões, ela queimou sua mortalidade com fogo e Aquiles ficou fechado para lesões em todo o corpo, exceto no calcanhar, onde uma flecha envenenada acabaria por feri-lo, matando-o. Outro relato conta que, quando recém-nascido, Aquiles foi imerso no Estige, o rio que separa o mundo dos vivos do mundo subterrâneo dos mortos. Sua mãe segurou o bebê pelo calcanhar para mergulhá-lo na água, deixando-o com uma vulnerabilidade fatal.

Quando pintou a vida de Aquiles, Rubens começou pelo rio Estige. Morcegos voam no céu dessa tela e mortos passam por uma balsa à distância. Aquiles pende da mão de sua mãe por uma perna roliça, com a cabeça e os ombros inteiramente debaixo d'água. Obviamente, não estamos diante de um banho comum. O cão de três cabeças que guarda o inferno está enrodilhado na base da pintura, onde o corpo do bebê encontra o rio, como se a criança estivesse sendo mergulhada no animal. Conferir imunidade, sugere a pintura, é uma tarefa perigosa.

Decidida a preparar seus filhos para os perigos da vida, minha mãe lia os contos de fadas dos Irmãos Grimm em voz alta para nós todas as noites, antes de dormir. Não me lembro da brutalidade pela qual essas histórias são tão famosas, mas me lembro de sua magia – as peras douradas crescendo no jardim do castelo, o menino do tamanho de um polegar, os doze irmãos que se tornaram doze cisnes. Não escapou à minha atenção de criança, no entanto, que nesses contos os pais têm o hábito exasperador de serem levados ingenuamente a fazer apostas ruins com as vidas de seus filhos.

Em uma história, um homem concorda em negociar com o diabo tudo o que há depois de seu moinho. Ele pensa que está dando sua macieira, mas descobre consternado que sua filha está no terreno. Em outra história, uma mulher que quer muito ter um filho, engravida e é tomada pelo desejo de ter uma planta chamada Rapunzel, que cresce no jardim de uma feiticeira perversa. A mulher manda seu marido roubar a planta e, quando ele é apanhado, promete sua futura criança para a feiticeira, que tranca a menina numa torre alta e sem portas. Mas, donzelas trancadas em torres costumam soltar seus cabelos.

O mesmo acontecia nos mitos gregos que minha mãe leu mais tarde para mim. Um rei que ouvira uma profecia ameaçadora não conseguiu impedir que sua filha tivesse filhos por prendê-la numa torre. Zeus a visitou sob a forma de uma chuva de ouro que a engravidou de um filho que mais tarde matou o rei. Quando o menino Édipo, deixado numa encosta de montanha para morrer, foi salvo por um pastor, não se salvou da profecia que predizia que ele mataria seu pai e se casaria com sua mãe. E Tétis, a mãe de Aquiles, não conseguiu queimar nem afogar a mortalidade do filho.

Não é possível impedir que uma criança siga o seu destino, embora isso não impeça que os próprios deuses tentem salvá-la. A mãe de Aquiles, uma deusa que se casou com um mortal, ouviu a profecia de que seu filho morreria jovem. Ela fez de tudo para contestar esse vaticínio, inclusive vestir Aquiles de menina durante a Guerra de Troia. Depois que ele pegou uma espada e descobriu-se que era um menino, sua mãe pediu ao deus do fogo que fizesse um escudo para ele. Esse escudo foi adornado com o sol e a lua, a terra e o oceano, cidades em guerra e paz, campos arados e colhidos – o universo, com todas as suas dualidades, era o escudo de Aquiles.

A história que meu pai me contou quando eu era jovem não foi o mito de Aquiles, ele me lembra agora, mas outra história antiga. Ao ouvir de novo seu relato, compreendo por que confundi os dois. O herói da sua história torna-se imune a lesões banhando-se no sangue de um dragão. Mas uma folha cola em seu corpo enquanto ele se banha, deixando um pequeno ponto desprotegido em suas costas. Depois de vencer muitas batalhas, ele é morto por um golpe naquele lugar.

Essas histórias sugerem que a imunidade é um mito e que não é possível tornar nenhum mortal invulnerável. Isso era muito mais fácil de compreender antes de eu me tornar mãe. O nascimento do meu filho trouxe consigo uma sensação exagerada tanto do meu poder como da minha impotência. Me vi negociando com o destino com tanta frequência que meu marido e eu fizemos um jogo disso, perguntando um ao outro qual doença daríamos ao nosso filho em troca de proteção contra outra – uma paródia das decisões impossíveis da maternidade.

Quando meu filho era bebê, ouvi muitas variações de "O que importa é que ele é saudável". Gostaria de saber se isso era, de fato, o que importava, assim como gostaria de saber se poderia mantê-lo seguro. Eu tinha certeza de que não tinha o poder de protegê-lo de seu destino, qualquer que fosse. Não obstante, estava decidida a evitar as apostas ruins dos contos dos Irmãos Grimm. Não deixaria meu filho ser amaldiçoado por minha negligência ou avidez. Não diria acidentalmente ao diabo: "Pode ficar com o que está depois do moinho", para depois descobrir que meu filho estava lá.

O dia anterior ao nascimento do meu filho foi o primeiro dia quente da primavera. Em trabalho de parto, caminhei até o fim do píer, onde o sol da manhã estava quebrando as banquisas de gelo do lago Michigan. Meu marido segurou uma filmadora e me pediu para falar ao futuro, mas o som não gravou, então tudo o que eu disse se perdeu. Resta a expressão do meu rosto, mostrando que eu não estava com medo. Durante o longo trabalho de parto que se seguiu a esse momento de sol, me imaginei nadando no lago, que contra a minha vontade se transformou em um lago de trevas e, depois, num lago de fogo, e em seguida num lago sem horizonte. No dia seguinte, quando meu filho nasceu, caía uma chuva fria e eu tinha feito a travessia para um novo reino onde não era mais destemida.

Naquela primavera, uma nova cepa de gripe começou a se espalhar desde o México para os Estados Unidos e o resto do mundo. Não registrei as primeiras notícias da epidemia, pois estava muito ocupada ouvindo meu filho respirar à noite. Durante o dia, eu estava inteiramente preocupada com o quanto ele mamava ou não e o quanto ele dormia ou não. Não consigo decifrar agora as anotações que então fiz num caderno, longas listas de horários, alguns deles com poucos minutos de intervalo. Rabiscos obscuros ao lado dos horários indicam, acho eu, acordar, dormir, mamar e chorar. Eu estava em busca de um padrão, tentando determinar o que fazia meu bebê chorar sem que nada o consolasse. O motivo do seu choro, descobri muito mais tarde, era intolerância ao leite de vaca. As proteínas danosas do leite que eu bebia passavam através do meu leite para ele – uma possibilidade que não me ocorrera.

No final do verão, o noticiário da noite mostrava cenas de pessoas usando máscaras cirúrgicas brancas nos aeroportos. Àquela altura, a pandemia do novo vírus da gripe já era oficial. As igrejas serviam hóstias em palitos, e as companhias aéreas removeram travesseiros e cobertores de seus voos. O que me surpreende agora é o quanto isso passou batido para mim na época. Tudo passou a fazer parte do cenário de uma nova maternidade, onde objetos comuns como travesseiros e cobertores tinham o poder de matar um recém-nascido. Colégios esterilizavam diariamente todas as superfícies de "alto contato", enquanto eu fervia todas as noites absolutamente todos os objetos que meu filho punha na boca. Era como se o país inteiro estivesse comigo na paranoia do cuidado infantil. Como muitas outras mães, eu tinha sido informada a respeito de uma síndrome que afetava os bebês sem dar sinais de alerta e sem nenhum sintoma além da morte súbita. Talvez seja por isso que, apesar de tudo, não me lembro de me sentir particularmente assustada com a gripe – era só mais uma preocupação entre muitas. Eu sabia que havia chumbo na tinta das minhas paredes e cromo hexavalente na minha água, e os livros que eu estava lendo me diziam para ligar um ventilador enquanto meu bebê dormia, porque até o ar parado poderia sufocá-lo.

Quando procuro agora por um sinônimo de "proteger", meu dicionário sugere, depois de "abrigar", "defender" e "amparar", uma última opção: "inocular".[1] Essa era a pergunta, quando meu filho nasceu: eu iria vaciná-lo? Tal como eu a entendia então, a questão não era se eu iria protegê-lo, mas saber se a vacinação era um risco que valia a pena correr. Eu entraria numa aposta, como Tétis mergulhando Aquiles no rio Estige?

As mães que eu conhecia[2] começaram a debater se deviam ou não vacinar nossos filhos contra o novo vírus da gripe muito antes de haver uma vacina disponível. Ouvíamos que o que tornava essa cepa de gripe particularmente perigosa era o fato de ser nova para os seres humanos, como o vírus que causou a epidemia de gripe espanhola em 1918, na qual mais de 50 milhões de pessoas morreram. Mas também se dizia que a vacina fora produzida às pressas e que talvez não tivesse sido totalmente testada.

Uma mãe contou que tinha tido um aborto enquanto estava doente da gripe sazonal e, agora temerosa de qualquer gripe, planejava se vacinar. Outra mãe disse que sua filha tinha gritado assustadoramente durante toda a noite após sua primeira vacinação e ela não se arriscaria a dar qualquer outra vacina. Cada conversa sobre a nova vacina contra a gripe era uma extensão da discussão já existente sobre imunização, na qual tudo o que é conhecido da doença é comparado com tudo o que é desconhecido sobre vacinas.

Enquanto o vírus se espalhava, uma mãe que eu conhecia na Flórida relatou que toda a sua família acabara de ter a gripe H1N1, e que não era pior do que um resfriado forte. Em Chicago, outra mãe me contou que o filho saudável de dezenove anos de sua amiga sofreu um acidente vascular cerebral depois de ter sido hospitalizado com a gripe. Acreditei em ambas as histórias, mas elas não me disseram nada além do que os Centros de Controle e Prevenção de Doenças (CDC) já pareciam tentar me dizer: a gripe podia ser inofensiva em alguns casos e grave em outros. Nessas circunstâncias, a vacinação começou a parecer prudente. Meu bebê tinha pouco mais de seis meses e eu acabara de voltar a trabalhar numa grande universidade, onde a maioria dos meus alunos estaria com tosse na última semana de aula.

Naquele outono, a revista *New Yorker* publicou um artigo em que Michael Specter observava que a gripe consta habitualmente entre as dez principais causas de morte nos Estados Unidos e que mesmo pandemias relativamente suaves matam milhões. "E embora este vírus H1N1 seja novo." escreveu ele, "a vacina não é. Foi feita e testada exatamente como as vacinas contra a gripe são sempre feitas e testadas." Algumas mães que eu conhecia não gostaram do tom desse artigo. Acharam-no insultante pela mesma razão que eu o achei reconfortante: ele não admitia nenhuma boa razão para dúvidas.[3]

O fato de a imprensa ser uma fonte de informação pouco confiável era um dos temas constantes de minhas conversas com outras mães, juntamente com o fato de que o governo é inepto e que os grandes laboratórios farmacêuticos estão corrompendo a medicina. Eu concordava com todas essas preocupações, mas fiquei perturbada com a visão de mundo que elas sugeriam: não se pode confiar em ninguém.

A confiança não estava em alta naquela época. Os Estados Unidos estavam envolvidos em duas guerras que pareciam não beneficiar ninguém além dos fornecedores militares. As pessoas estavam perdendo suas casas e seus empregos enquanto o governo salvava as instituições financeiras que julgava grandes demais para falir e usava o dinheiro dos contribuintes para sustentar os bancos. Não parecia improvável que nosso governo estivesse favorecendo os interesses das grandes empresas em detrimento do bem-estar de seus cidadãos.

Durante os tremores secundários do *crash* econômico, falou-se em "restaurar a confiança do público", embora a ênfase recaísse com mais frequência na confiança do consumidor. Eu não gostava da expressão "confiança do consumidor" e implicava cada vez que era encorajada a confiar em mim como mãe. Eu tinha pouca confiança, de consumidor ou qualquer outra, mas tendia a acreditar que a confiança (*confidence*) era menos importante do que o tipo de confiança (*trust*) que transcende o eu. Mesmo agora, anos após o nascimento do meu filho, continuo interessada no significado preciso de *"trust"*, particularmente em termos legais e financeiros. O termo *"trust"* – no sentido de um bem valioso confiado à guarda de alguém a quem não pertence – capta, mais ou menos, minha compreensão do que é ter um filho.

No final de outubro, as mães que ainda discutiam sobre a vacina contra a gripe estavam debatendo principalmente a dificuldade que era conseguir vacinar uma criança. Meu filho ficou numa lista de espera no consultório do pediatra por mais de um mês. Outras mães esperavam em longas filas do lado de fora de faculdades comunitárias e de colégios públicos. Enquanto esperávamos, uma mãe que não vacinou seus filhos mencionou que ouvira dizer que havia um aditivo chamado esqualeno na vacina H1N1. Não, rebateu outra mãe, o esqualeno foi usado em vacinas contra a gripe na Europa, mas não aqui. A mãe que tinha mencionado o esqualeno não tinha tanta certeza; o fato de que as vacinas americanas não continham esqualeno, disse ela, tinha sido contestado em outro lugar.[4] Onde exatamente?, perguntou uma de minhas amigas. E eu me perguntava: Que diabos é esqualeno?

As mulheres com quem eu discutia os méritos da vacina contra a gripe possuíam um vocabulário técnico que me era totalmente desconhecido na época. Usavam palavras como "adjuvante" e "conjugar" e sabiam quais vacinas eram de vírus vivos e quais eram acelulares. Estavam familiarizadas com as complexidades dos calendários de vacinas de outros países e conheciam uma série de aditivos de vacinas. Muitas delas eram escritoras como eu. E assim, não surpreende que eu tenha começado a ouvir metáforas por trás da linguagem técnica e das informações que trocávamos.

O esqualeno é encontrado num grande número de seres vivos, inclusive no corpo humano, onde é fabricado no fígado.

Ele circula em nosso sangue e está presente em nossas impressões digitais. Algumas vacinas europeias contra a gripe contêm de fato esqualeno do óleo de fígado de tubarão, mas esse composto orgânico nunca foi adicionado a vacinas licenciadas nos Estados Unidos. A permanência de traços de esqualeno é parecida com as curiosas propriedades do timerosal, o conservante à base de mercúrio que foi removido de todas as vacinas infantis em 2002, com exceção das vacinas multidose contra a gripe. Mais de uma década depois, o medo do mercúrio nas vacinas persiste.

Meu filho finalmente conseguiu ser vacinado contra a gripe no fim de novembro. Não sabíamos ainda, mas o pior da pandemia já havia passado: o pico dos casos de gripe H1N1 ocorrera em outubro. Lembro-me de ter perguntado à enfermeira se a vacina que meu filho estava recebendo continha timerosal, mas perguntei mais por diligência do que por verdadeira preocupação. Eu já suspeitava que, se havia um problema com vacinas, ele não estava no timerosal nem no esqualeno.

"O que é isso?" foi a primeira frase do meu filho, e por muito tempo tudo o que sabia dizer. Enquanto ele aprendia a falar e eu lhe ensinava o nome das partes das coisas, me dei conta da frequência com que nossa linguagem reflete nossos corpos. "*We give a chair arms, legs, a seat and a back*", escreve o poeta Marvin Bell, "*a cup has its lip/and a bottle its neck*".* A capacidade de fazer e compreender metáforas básicas desse tipo chega com a linguagem, que é ela própria feita de metáforas. Se explorarmos a fundo qualquer palavra, revelaremos o que Emerson chamou de "poesia fóssil", metáforas submersas sob a superfície do nosso uso corrente. "*Fathom*", a palavra em inglês para "braça", uma medida para sondar a profundidade do oceano, agora também significa "compreender", porque seu sentido literal – estender os braços para medir um tecido da ponta de um dedo à ponta de outro – foi em algum momento usado como metáfora para captar uma ideia.

"Nossos corpos instruem nossas metáforas", escreve James Geary em *I Is an Other*, seu tratado sobre a metáfora, "e nossas metáforas instruem como pensamos e agimos".[5] Se extraímos nosso entendimento do mundo de nossos corpos, parece inevitável que a vacinação se torne emblemática: uma agulha rompe a pele, uma cena tão profunda que faz com que algumas

---

* Jogo de palavras, pois, em inglês, assento de cadeira é "seat" (traseiro), a borda da xícara é "lip" (lábio) e o gargalo da garrafa é "neck" (pescoço). (N.T.)

pessoas desmaiem, e uma substância estranha é injetada diretamente na carne. As metáforas que encontramos para esse gesto são bastante assustadoras e quase sempre sugerem violação, corrupção e poluição.[6]

Os britânicos chamam a injeção de *jab* (soco) e os americanos, que preferem armas, chamam-na de *shot* (tiro). De toda forma, a vacinação é uma violência. E quando a vacinação se destina a prevenir uma doença sexualmente transmissível, parece uma violência sexual. Em 2011, a candidata republicana à presidência Michele Bachmann alertou sobre os "estragos" da vacina contra o HPV e argumentou que era errado "forçar meninas inocentes de doze anos a tomar uma injeção do governo". Seu oponente, Rick Santorum, concordou, acrescentando que não fazia sentido "vacinar meninas à força e compulsão do governo". Alguns pais já haviam se queixado que a vacina, era "inapropriada para meninas tão jovens",[7] e outros pais temiam que ela estimulasse a promiscuidade.[8]

No século XIX, a vacinação provocava uma ferida que deixava cicatrizes. "A marca da besta", temiam alguns. No sermão de um arcebispo anglicano pronunciado em 1882, a vacinação equivalia a uma injeção de pecado, uma "mistura abominável de corrupção, borra de vício humano e resíduos de apetites veniais que depois, na vida após a morte, pode espumar sobre o espírito, desenvolver o inferno em seu interior e esmagar a alma".

Embora, na maioria dos casos, a vacinação não deixe mais marca, permanecem nossos receios de que ficaremos marcados para sempre. Tememos que a vacinação abra as portas para o autismo ou qualquer uma das doenças de disfunção imunológica que agora afligem os países industrializados – diabetes, asma e alergias. Tememos que a vacina contra hepatite B cause esclerose múltipla, ou que a vacina contra difteria, tétano e coqueluche cause morte súbita infantil.

Tememos que a combinação de várias vacinas dadas de uma única vez sobrecarregue o sistema imunológico, assim como o número total de vacinas. Tememos que o formaldeído de algumas vacinas cause câncer, ou que o alumínio em outras envenene nosso cérebro.

"O veneno de víboras, o sangue, as entranhas e as excreções de ratos, morcegos, sapos e filhotes de leite" seriam os ingredientes das vacinas, segundo a imaginação do século XIX. Tratava-se do tipo de matéria orgânica, ou sujeira, que se acreditava ser responsável pela maioria das doenças naquela época. Constituía também uma receita plausível de poção das bruxas. A vacinação era então bastante perigosa. Não porque faria crescer chifres de vaca numa criança, como algumas pessoas temiam, mas porque vacinar uma pessoa logo depois da outra, como se fazia, poderia transmitir doenças como a sífilis, como algumas pessoas suspeitavam. Nesse método de vacinação "braço a braço", o pus da bolha que se criava no braço de uma pessoa recentemente vacinada era usado para vacinar outra pessoa. Mesmo depois que a vacinação já não envolvia uma troca de fluidos corporais, a contaminação bacteriana continuou a ser um problema.[9] Em 1901, uma vacina contaminada com bactéria tetânica matou nove crianças em Camden, Nova Jersey.

Hoje, se tudo correr bem, nossas vacinas são estéreis. Algumas contêm conservantes para evitar o crescimento de bactérias. O que tememos agora em nossas vacinas, nas palavras da ativista Jenny McCarthy, são "a droga do mercúrio, o éter, o alumínio, o anticongelante". A infusão de nossas bruxas é química. Na verdade, não há nenhum éter ou anticongelante nas vacinas, mas essas substâncias retratam nossas ansiedades em relação ao mundo industrial. Elas evocam os produtos químicos que culpamos por nossa saúde deficitária e os poluentes que agora ameaçam o nosso meio ambiente.

Um folheto de 1881 intitulado "O vampiro da vacinação" adverte sobre a "poluição universal" transferida pelo vacinador ao "bebê puro". Conhecidos por se alimentarem do sangue de bebês, os vampiros daquela época se tornaram uma metáfora pronta para os vacinadores que infligiram ferimentos às crianças. Os monstros sugadores de sangue do folclore antigo eram horríveis, mas os vampiros vitorianos podiam ser sedutores. A sexualidade macabra do vampiro dramatizava o medo de algo sexual no ato da vacinação, ansiedade que se reforçou quando as doenças sexualmente transmissíveis foram disseminadas pela vacinação "braço a braço". Os vampiros vitorianos, tal como os médicos vitorianos, eram associados não apenas à corrupção do sangue, mas também à corrupção econômica. Tendo praticamente inventado uma profissão remunerada e estando disponível quase que exclusivamente para os ricos, os médicos eram suspeitos para a classe trabalhadora.

O conde Drácula de Bram Stoker pertence à burguesia sanguinária – guarda pilhas de moedas de ouro empoeiradas em seu castelo, e mais moedas de ouro caem de sua capa quando é esfaqueado. Mas é difícil vê-lo como um vacinador. De todas as metáforas sugeridas nas abundantes páginas de *Drácula*, a doença é uma das mais óbvias. O conde chega à Inglaterra exatamente como uma doença nova podia chegar: de navio. Ele invoca hordas de ratos e seu mal infeccioso se espalha da primeira mulher que ele morde às crianças que ela alimenta à noite, sem saber o mal que está causando. O que torna Drácula particularmente aterrorizante e o que faz sua trama levar tanto tempo para se resolver é que ele é um monstro cuja monstruosidade é contagiosa.

A teoria dos germes já era amplamente aceita em 1897, quando *Drácula* foi publicado, mas só depois de ter sido ridicularizada no início do século. A suspeita de que micro-organismos de algum tipo causavam doenças rondava havia tanto tempo que a teoria já era considerada ultrapassada quando Louis Pasteur demonstrou a presença de germes no ar com seus frascos fechados e abertos de caldo estéril. Entre os caçadores de vampiros que perseguem Drácula "esterilizando" seus caixões para que ele não possa se refugiar neles, estão dois médicos que inicialmente discordam em seus diagnósticos. O mais jovem não consegue acreditar em vampiros, apesar das evidências, então o mais velho faz um discurso apaixonado sobre a interseção entre ciência e fé.

"Deixe-me dizer, meu amigo", explica ele, "que a ciência elétrica hoje faz coisas que seriam consideradas profanas até pelos descobridores da eletricidade – e eles próprios, alguns séculos antes, teriam sido queimados como feiticeiros". Ele então evoca Mark Twain: "Ouvi falar de um americano que definiu a fé da seguinte forma: 'Aquilo que nos permite acreditar em coisas que sabemos não serem verdadeiras'",[10] e conclui: "Ele quis dizer que a nossa mente deve sempre estar aberta; que não devemos permitir que um pedacinho de verdade obstrua o fluxo de uma verdade imensa, como uma pedra entravando a passagem de um trem".*

Drácula diz respeito tanto a este problema, o problema da prova e da verdade, quanto a vampiros. Ao propor que uma verdade pode descarrilar outra, ele traz à baila uma pergunta que permanece: acreditamos que a vacinação seja mais monstruosa do que a doença?

---

* Bram Stoker, *Drácula*. Trad. de José Francisco Botelho. Org. de Maurice Hindle. Pref. de Christopher Frayling. São Paulo: Penguin Classics Companhia das Letras, 2014.

"No íntimo de cada homem reside o temor de estar sozinho no mundo, esquecido por Deus, negligenciado no meio da tremenda família de milhões e milhões", escreveu Søren Kierkegaard em seu diário, em 1847. Foi o ano em que terminou *As obras de amor*, no qual insiste que o amor não é conhecido por meio de palavras, mas somente "por seus frutos".

Li as primeiras cinquenta páginas de *As obras do amor* na faculdade, antes de desistir por exaustão. Nesse livro, Kierkegaard aborda o mandamento "Tu deves amar o teu próximo como a ti mesmo", analisando-o quase que palavra por palavra: depois de estudar a natureza do amor, ele pergunta o que significa "como a ti mesmo"; então, o que significa "o próximo", e por fim o que se entende por "deves". Extasiada, parei de ler pouco depois de Kierkegaard perguntar: "Quem, então, é o próximo?", pergunta à qual ele responde, em parte, dessa maneira: "O *próximo* é o que os filósofos chamariam de o *outro*, aquele pelo qual o egoísmo no amor-próprio deve ser testado". Àquela altura, eu já tinha lido o suficiente para ficar perturbada pela ideia de que devemos pôr em prática nossas crenças e, talvez, até mesmo encarná-las.

De algum lugar do fundo da minha infância vem a lembrança do meu pai explicando com entusiasmo o princípio que está por trás do efeito Doppler enquanto uma ambulância ultrapassava rapidamente nosso carro. Certa vez, quando assistíamos ao sol se pôr sobre o rio do lugar onde morávamos, ele descreveu a dispersão de Rayleigh, a remoção dos comprimentos de onda mais curtos pela atmosfera, resultando em nuvens avermelhadas e em uma grama cujo verde parece mais intenso ao anoitecer. No bosque, ele dissecou para mim uma comida regurgitada por uma coruja e montou a partir disso o minúsculo esqueleto de um rato. Meu pai se maravilhava diante do mundo natural com muito mais frequência do que falava sobre o corpo humano, mas os tipos de sangue constituíam um tema sobre o qual ele discorria com alguma paixão.

As pessoas com o tipo de sangue O negativo, explicou, só podem receber transfusão de sangue do mesmo tipo, mas as pessoas com sangue O negativo podem doar a pessoas de qualquer outro tipo. É por isso que um indivíduo com o tipo O negativo é conhecido como "doador universal". Meu pai revelou então que seu tipo de sangue era O negativo, que ele próprio era um doador universal. E explicou que doava sangue tantas vezes quanto lhe era permitido, porque sempre se precisava de sangue de seu tipo para transfusões de emergência. Suspeito que meu pai já soubesse então o que eu descobriria mais tarde – que meu sangue também é do tipo O negativo.

Compreendi que "doador universal" é um conceito mais ético do que médico muito antes de saber qual era o meu tipo de sangue. Mas eu ainda não pensava nessa ética como uma filtragem engenhosa do catolicismo do meu pai através de seu treinamento médico. Não fui criada na igreja e nunca comunguei, então, quando meu pai falou do doador universal, não pensei em Jesus oferecendo seu sangue para que todos pudéssemos viver. Mas eu acreditava, já então, que devemos nossos corpos uns aos outros.

Durante toda a minha infância, sempre que saía de barco, meu pai levava um colete salva-vidas com seu nome e as palavras "doador de órgãos" impressas em letras imensas. Era uma piada em que acreditava com muita sinceridade. Quando me ensinou a dirigir, deu-me um conselho de seu próprio pai: você é responsável não apenas pelo carro que está dirigindo, mas também pelo carro à sua frente e pelo que vem atrás. Aprender a dirigir todos os três carros foi atemorizante e provocou em mim uma paralisia ocasional na direção que me atormenta até hoje, mas, quando consegui minha carteira de motorista, declarei que era doadora de órgãos.

A primeira decisão que tomei por meu filho, decretada momentos depois que o corpo dele se libertou do meu, foi a doação do sangue de seu cordão umbilical para um banco público. Com trinta anos, eu só havia doado sangue uma vez, na época da faculdade, quando estava lendo Kierkegaard. Queria que meu filho começasse sua vida com um crédito no banco, não a dívida que eu já sentia. E isso foi antes que eu, uma doadora universal, fosse a única receptora de duas unidades de transfusão de sangue após o nascimento do meu filho – sangue do tipo mais precioso, obtido de um banco público.

Se imaginarmos a ação de uma vacina não apenas no modo como ela afeta um único corpo, mas também em como ela afeta o corpo coletivo de uma comunidade, é justo pensar na vacinação como uma espécie de banco de imunidade. As contribuições para esse banco são doações para aqueles que não podem ou não serão protegidos por sua própria imunidade. Esse é o princípio da *imunidade de grupo* ou *efeito rebanho*,[II] e por meio dessa imunidade que a vacinação em massa torna-se muito mais eficaz do que a vacinação individual.

Qualquer vacina pode deixar de produzir imunidade em um indivíduo e algumas vacinas, como a da gripe, são menos eficazes do que outras. Mas quando um número suficiente de pessoas é vacinado, mesmo com uma vacina relativamente ineficaz, os vírus têm dificuldade de passar de hospedeiro em hospedeiro e deixam de se disseminar, poupando os não vacinados e aqueles em quem a vacinação não produziu imunidade.

É por isso que as chances de contrair sarampo podem ser maiores para uma pessoa vacinada que vive numa comunidade em grande parte não vacinada do que para uma pessoa não vacinada que vive numa comunidade amplamente vacinada.

A pessoa não vacinada é protegida pelos corpos ao seu redor, corpos pelos quais a doença não está circulando. Mas uma pessoa vacinada cercada por corpos que hospedam a doença torna-se vulnerável à falha da vacina ou à imunidade enfraquecida. Somos protegidos não tanto pela nossa própria pele, mas pelo que está além dela. As fronteiras entre nossos corpos começam a se dissolver aqui. As doações de sangue e de órgãos se movem entre nós, saindo de um corpo e entrando em outro, e o mesmo acontece com a imunidade, que é uma conta conjunta tanto como uma conta privada. Aqueles que se valem da imunidade coletiva devem sua saúde à saúde de seus vizinhos.

Quando meu filho tinha seis meses de idade, no pico da pandemia de gripe H1N1, outra mãe me disse que não acreditava no efeito rebanho. Tratava-se apenas de uma teoria, disse ela, que se aplicava principalmente às vacas. Ainda não tinha me ocorrido que a imunidade de rebanho estava sujeita à crença, embora haja claramente algo do ocultismo na ideia de um manto invisível de proteção lançado sobre toda a população.

Consciente de que eu não entendia completamente o mecanismo que havia por trás dessa mágica, procurei na biblioteca da universidade artigos sobre o efeito rebanho. Fiquei sabendo que já em 1840 um médico observara que vacinar apenas uma parte da população contra a varíola poderia deter uma epidemia por completo. Essa proteção indireta contra a doença também podia ser observada temporariamente depois que um grande número de pessoas adquiria imunidade natural a uma infecção durante uma epidemia. Antes da existência da vacinação contra doenças infantis como o sarampo, as epidemias tendiam a vir em ondas seguidas por períodos de calma, durante os quais o número de novas crianças que não tinham sido imunizadas por infecção aumentava para uma porcentagem crucial, mas desconhecida da população. A imunidade de grupo, um fenômeno observável, agora parece implausível somente se pensarmos em nossos corpos como inerentemente desconectados de outros corpos. O que, é claro, nós fazemos.

A própria expressão "efeito rebanho" sugere que somos gado, esperando, talvez, sermos mandados para o abate. E dá ensejo a uma associação infeliz com a expressão "mentalidade de rebanho", um estouro da boiada em direção à estupidez. O rebanho, presumimos, é sempre tolo. Aqueles de nós que evitam a mentalidade de rebanho tendem a preferir uma mentalidade de fronteira, na qual imaginamos nossos corpos como fazendas isoladas de que cuidamos bem ou mal. Esse pensamento sugere que a saúde da propriedade vizinha não nos afeta, desde que a nossa seja bem-cuidada.

Se trocássemos a metáfora do rebanho pela da colmeia, talvez o conceito de imunidade compartilhada fosse mais atraente. As abelhas são matriarcais, fazem bem ao meio ambiente e são inteiramente interdependentes. A saúde de qualquer abelha individual, como sabemos a partir da recente epidemia de colapso das colônias, depende da saúde da colmeia. Em *A sabedoria das multidões*, o jornalista James Surowiecki expõe os métodos sofisticados de exploração e informação que as abelhas usam para coletar o néctar. O trabalho cooperativo das abelhas, sugere Surowiecki, é um exemplo do tipo de resolução de problema coletivo de que nossa própria sociedade depende.

Embora existam muitos exemplos bem documentados de multidões que tomam decisões ruins – o linchamento logo vem à lembrança –, Surowiecki observa que grandes grupos costumam resolver problemas complexos que escapam aos indivíduos. Se forem suficientemente diversificados e as pessoas estiverem livres para discordar, os grupos podem nos proporcionar um pensamento superior ao de qualquer especialista. Grupos podem localizar submarinos perdidos, prever o mercado de ações e descobrir a causa de uma nova doença. Em março de 2003, depois que uma misteriosa doença respiratória matou cinco pessoas na China, a Organização Mundial de Saúde promoveu uma colaboração entre laboratórios de pesquisa em dez países diferentes para identificar a causa do que viria a ser conhecido como Sars (síndrome respiratória aguda grave). Os laboratórios, eles próprios compostos por equipes, trabalharam juntos, compartilhando informações e debatendo seus resultados em conferências diárias. Em abril, já haviam isolado o novo vírus responsável pela doença. Nenhuma pessoa encabeçara o processo e ninguém poderia reivindicar o mérito pela descoberta. A ciência, lembra Surowiecki, é "um empreendimento profundamente coletivo". [12] É um produto do rebanho.

Meu filho está totalmente vacinado, mas há uma imunização no calendário básico que ele não recebeu a tempo. Deveria ter sido sua primeira vacina, contra hepatite B, administrada à maioria dos bebês imediatamente após o parto. Nos meses anteriores ao nascimento do meu filho, enquanto eu dava aulas na universidade, carregava pela neve um berço usado e movia estantes a fim de abrir espaço para o berço, comecei a passar minhas noites lendo artigos sobre imunização. Já estava ciente, antes de engravidar, de alguns temores a respeito da vacinação. Mas não estava preparada para a rede labiríntica de ansiedades entrelaçadas que descobriria durante minha gravidez, a proliferação de hipóteses, as minúcias dos aditivos, a diversidade de ideologias.

Ao descobrir, quando meu bebê estava para chegar, que o alcance desse tema excedia em muito os limites da minha pesquisa noturna, visitei o pediatra que escolhera para ser o médico do meu filho. Várias amigas tinham mencionado o seu nome quando pedi uma recomendação, e o mesmo fizera minha parteira, que se referiu a ele como "à esquerda do centro".[13] Quando perguntei ao pediatra qual era o objetivo da vacina contra hepatite B, ele respondeu: "Essa é uma pergunta muito boa", num tom que para mim significava que se tratava de uma pergunta que ele gostava de responder. A vacina contra hepatite B era uma vacina para o centro pobre da cidade, disse-me ele, destinada a proteger os bebês de viciados em drogas e prostitutas. Não era uma coisa com que pessoas como eu precisassem se preocupar, assegurou-me.

Tudo o que esse médico sabia de mim era o que podia ver. Ele supôs, corretamente, que eu não morava no centro pobre da cidade. Não me ocorreu esclarecer que, embora eu more num subúrbio de Chicago, meu bairro é muito parecido com o que algumas pessoas querem dizer quando usam a expressão "centro pobre da cidade". Pensando agora, sinto vergonha de não ter me dado conta do pensamento racial do doutor. Aliviada ao saber que aquela vacina não era para pessoas como eu, deixei de pensar no que exatamente isso significava.

A crença de que as medidas de saúde pública não se destinam a pessoas como nós é amplamente aceita por muitas pessoas como eu. Presumimos que saúde pública é para pessoas com menos educação, hábitos menos saudáveis, menor acesso à assistência médica de qualidade, menos tempo e dinheiro. Ouvi mães da minha classe social sugerirem, por exemplo, que o calendário básico de vacinação infantil agrupa várias vacinas porque as mães pobres não vão ao médico com frequência suficiente para obter as 26 vacinas recomendadas separadamente. Não importa que qualquer mãe, inclusive eu, possa achar tantas visitas atemorizantes. "Isso", parece que estamos dizendo do calendário básico, "é para pessoas como elas".

Em um artigo para a revista *Mothering*, a jornalista Jennifer Margulis manifesta indignação diante do fato de que recém-nascidos sejam rotineiramente vacinados contra a hepatite B e se pergunta por que ela foi encorajada a vacinar sua filha "contra uma doença sexualmente transmissível que ela não tinha chance de pegar".[14] A hepatite B não é transmitida somente pela atividade sexual, mas também por meio de fluidos corporais, de modo que a maneira mais comum de as crianças contraírem hepatite B é pelo contato com suas mães. Bebês de mulheres que estão infectadas pela hepatite B – e as mães podem ser portadoras do vírus sem saber – quase certamente serão infectados se não forem vacinados dentro de doze horas depois do nascimento. O vírus também pode ser passado pelo contato próximo entre as crianças, e pessoas de qualquer idade podem ser portadoras sem sintomas. Como o HPV e vários outros vírus, o da hepatite B é carcinógeno, e é mais provável que cause câncer em pessoas que o contraíram quando jovens.[15]

Um dos mistérios da imunização contra hepatite B é que a vacinação somente de grupos de "alto risco", estratégia original da saúde pública, não reduziu as taxas de infecção. Quando foi lançada em 1981, a vacina foi recomendada para prisioneiros, trabalhadores da saúde, homens gays e usuários de drogas intravenosas. Mas as taxas de infecção de hepatite B permaneceram inalteradas até que a vacina foi recomendada para todos os recém-nascidos, uma década mais tarde. Os índices de infecção só se reduziram com a vacinação em massa e hoje a doença foi praticamente eliminada em crianças.[16]

O conceito de "grupo de risco", escreve Susan Sontag, "ressuscita a ideia arcaica de uma comunidade poluída para a qual a doença representa uma condenação". No caso da hepatite B, o risco depende de uma avaliação bastante complicada. Existe risco em ter relações sexuais com apenas um parceiro, ou em atravessar o canal do parto. Em muitos casos, a fonte de infecção nunca é conhecida. Eu decidi, antes de saber quanto sangue perderia no parto, que não queria que meu filho fosse vacinado contra hepatite B. Eu não pertencia a um grupo de risco no momento em que ele nasceu, mas, quando o coloquei no meu peito para mamar, eu já tinha recebido uma transfusão de sangue e minha situação tinha mudado.[17]

Quando a última epidemia nacional de varíola começou, em 1898, algumas pessoas acreditavam que os brancos eram imunes à doença.[18] Era chamada de "coceira de preto", ou, onde foi associada a imigrantes, "coceira de italiano" ou "inchaço mexicano". Quando a varíola estourou em Nova York, policiais foram enviados aos cortiços para impor a vacinação a imigrantes italianos e irlandeses. E quando a varíola chegou a Middlesboro, Kentucky, todos os moradores do bairro negro da cidade que resistiram à vacinação foram vacinados sob a mira de uma arma. Essas campanhas limitaram a propagação da doença, mas todo o risco de vacinação, que naquela época podia levar à infecção pelo tétano e outras doenças, foi absorvido pelos grupos mais vulneráveis. Os pobres foram arregimentados para proteger os privilegiados.[19]

Os debates sobre vacinação, então como agora, são muitas vezes apresentados como debates sobre a integridade da ciência, embora possam também ser facilmente entendidos como discussões sobre poder.[20] As pessoas da classe trabalhadora que resistiram à medida britânica de 1853, que determinava a vacinação gratuita e obrigatória,[21] estavam em parte preocupadas com sua própria liberdade. Ameaçadas com multas, prisão e apreensão de seus bens se não vacinassem seus filhos, às vezes comparavam sua situação à escravidão.

A vacinação, tal como a escravidão, levanta algumas questões prementes sobre o direito do indivíduo em relação a seu próprio corpo. Mas, como notou a historiadora Nadja Durbach, os inimigos da vacina estavam muitas vezes mais interessados na abolição como uma metáfora da liberdade individual do que na causa como um objetivo comum. Não foi com o espírito imprudentemente abnegado de John Brown, que foi enforcado com seus filhos por seus esforços para libertar escravos, que os trabalhadores brancos resistiram à vacinação. "Os inimigos da vacina não hesitaram em apelar para o valor político, emotivo ou retórico do escravo, ou do africano colonizado", escreve Durbach sobre o movimento na Grã-Bretanha.

"E hesitaram menos ainda em afirmar que o sofrimento dos cidadãos ingleses brancos tinha precedência sobre o dos oprimidos em outros lugares." Em outras palavras, sua principal preocupação era com pessoas como eles.[22]

Na história que tece desse movimento, Durbach volta frequentemente à ideia de que os resistentes às vacinas consideravam seus corpos "não tão potencialmente contagiosos e, portanto, perigosos para o corpo social, mas muito vulneráveis à contaminação e à violação".[23] Seus corpos eram, obviamente, tão contagiosos quanto vulneráveis. Mas numa época e num lugar onde os corpos dos pobres eram vistos como uma ameaça à saúde pública, como perigosos para os outros, cabia aos pobres articularem sua vulnerabilidade.

Se naquela época fazia sentido para os pobres afirmarem que não eram essencialmente perigosos, suspeito que hoje possa igualmente fazer sentido para o resto de nós aceitarmos que não somos puramente vulneráveis. A classe média pode estar "ameaçada", mas ainda somos perigosos, pelo simples fato de termos corpos. Até mesmo os pequenos corpos das crianças, que nossa época nos estimula a imaginar como absolutamente vulneráveis, são perigosos em sua capacidade de disseminar doenças. Pensem no menino não vacinado de San Diego, por exemplo, que voltou de uma viagem à Suíça, em 2008, com um caso de sarampo que infectou seus dois irmãos, cinco colegas de escola e quatro crianças na sala de espera do médico. Três dessas crianças eram bebês pequenos demais para serem vacinados, e um teve de ser hospitalizado.[24]

Uma análise de 2004 dos dados dos CDC revela que a maioria das crianças não vacinadas é branca, tem uma mãe casada mais velha com educação universitária e mora com uma família com renda de 75 mil dólares anuais ou mais – como o meu filho. As crianças não vacinadas também tendem a se encontrar nas mesmas áreas, aumentando a probabilidade de que contraiam uma doença que, uma vez em circulação, pode ser transmitida para crianças com vacinação incompleta. A maioria das crianças com vacinação incompleta, ou seja, que recebeu algumas, mas não todas as imunizações recomendadas, é negra, tem uma mãe solteira mais jovem que cruzou fronteiras entre estados e vive na pobreza.[25]

"A vacinação funciona", explica meu pai, "arregimentando uma maioria para proteger uma minoria." Ele se refere à minoria da população que é particularmente vulnerável a uma determinada doença. Os idosos, no caso da gripe. Recém-nascidos, no caso da coqueluche. Mulheres grávidas, no caso da rubéola. Mas quando mulheres brancas relativamente ricas vacinam seus filhos, também podemos estar participando da proteção de algumas crianças negras pobres cujas mães solteiras se mudaram recentemente e não as vacinaram completamente, por conta das circunstâncias, em vez de não o terem feito por opção. Trata-se de uma inversão radical da aplicação histórica da vacinação, que antes era apenas outra forma de servidão corporal impingida aos pobres para benefício dos privilegiados. Há alguma verdade, agora, na ideia de que a saúde pública não é estritamente *para* pessoas como eu, mas é *através* de nós, literalmente através de nossos corpos, que certas medidas de saúde pública são postas em prática.

"Nós falamos sobre germes na escola", meu filho me contou depois de um de seus primeiros dias na pré-escola. O pronome e o tempo passado do verbo fizeram com que essa fosse uma frase difícil que ele precisou de vários minutos de silêncio para formular. Ele estava segurando um "germe" feito de limpadores de cachimbos emaranhados e retorcidos que não parecia muito diferente das fotos de microscópio eletrônico dos livros de imunologia que folheei enquanto ele estava na escola. "O que você aprendeu?", perguntei. "Germes são muito, muito pequenininhos e muito, muito sujos", ele explicou com entusiasmo, feliz por compartilhar seus novos conhecimentos. "Sim", concordei, "é por isso que temos que lavar as mãos quando vamos à escola pela manhã, para lavar os germes, para eles não entrarem em mais ninguém". Ele assentiu, muito sério: "Os germes podem deixar a gente doente. Fazer a gente tossir".

A conversa terminou ali, em parte porque meu filho de dois anos havia articulado completamente, em algumas frases simples, todo o meu conhecimento sobre agentes infecciosos. Foi um momento que deu o que pensar. Algum tempo depois, procurei a palavra "germe" num dicionário médico e fui lembrada que a palavra é usada de duas maneiras. Germe é um organismo que causa doença, ou é algo que está para brotar. Usamos a mesma palavra para algo que traz doença e algo que traz crescimento. A raiz da palavra sendo, naturalmente, "semente".

Precisamos de germes. Sem se expôr a eles, sabemos agora, o sistema imunológico da criança está propenso à disfunção. Em 1989, o imunologista David Strachan propôs que ter irmãos mais velhos, pertencer a uma grande família e viver em um ambiente que não seja asséptico demais poderia ajudar a proteger as crianças de sofrer de asma e alergias.[26] Essa "hipótese da higiene" sugeria que era possível ser limpo demais e demasiado livre de doenças.

À medida que a hipótese da higiene se arraigava, os cientistas procuraram uma doença infantil específica que pudesse prevenir alergias, mas essa ideia deu lugar à compreensão de que a diversidade geral de germes em nosso meio ambiente é provavelmente mais importante. Em 2004, o microbiologista Graham Rook propôs a hipótese dos "velhos amigos", na qual sugeriu que não se alcança um sistema imunológico saudável por meio das doenças infantis, que são relativamente novas, mas mediante a exposição a patógenos antigos que estão conosco desde nossos dias de caçadores-coletores. Entre esses "velhos amigos" estão parasitas e vermes, bem como as bactérias que colonizam a pele, os pulmões, o nariz, a garganta e o intestino.[27]

Às vezes, a hipótese da higiene ainda é interpretada como uma razão para não prevenir doenças infecciosas. "Por tudo o que sabemos", como me disse um amigo, "doenças como o sarampo podem ser essenciais para a nossa saúde". Mas os povos nativos das Américas viveram durante milênios sem o sarampo até que ele foi introduzido neste hemisfério em época relativamente recente, com resultados devastadores. E, mesmo se eliminarmos o sarampo através da vacinação, como é teoricamente possível, continuará a existir uma abundância de germes. Há, por exemplo, cerca de 1 milhão de diferentes vírus em uma colher de chá de água do mar. Podemos não confraternizar com outros organismos tanto quanto deveríamos, mas não há escassez de germes disponíveis para nós na Terra.

A vacinação de seres humanos extinguiu um único vírus – o da varíola. Mas novos vírus estão constantemente se inventando, pois eles têm um talento especial para a variação genética. De todas as variedades de germes, os vírus podem ser os piores. São criaturas misteriosas, parasitas e vampíricas por natureza. Não são exatamente inanimados, mas não estão, estritamente falando, vivos. Eles não comem, não crescem e, em geral, não vivem da maneira como outros organismos vivem. Os vírus precisam entrar numa célula viva e nela habitar para se reproduzir ou fazer muito de alguma coisa. Por si só, eles são pouco mais do que minúsculos pedaços de material genético inerte, tão pequenos que não podem ser vistos por um microscópio comum. Uma vez dentro de outra célula, os vírus usam-na para produzir mais de si mesmos. A metáfora de uma fábrica é usada com frequência para descrever como os vírus funcionam: eles entram numa célula e forçam seu equipamento a gerar milhares de vírus. Mas eles me parecem mais sobrenaturais do que industriais: são zumbis, ladrões de corpos, vampiros.

Um vírus pode eventualmente infectar um organismo de uma forma que garanta que o DNA viral seja transmitido à descendência desse organismo como parte de seu código genético. Uma quantidade bastante surpreendente do genoma humano é composta de detritos de antigas infecções virais. Uma parte desse material genético não faz nada, até onde sabemos, alguns podem desencadear câncer sob certas condições e outros se tornaram essenciais para nossa sobrevivência. As células que formam a camada externa da placenta de um feto humano se ligam entre si usando um gene que se originou há muito tempo de um vírus. Embora muitos vírus não possam se reproduzir sem nós, nós próprios não poderíamos nos reproduzir sem o que tiramos deles.

Acredita-se que nosso sistema imunológico adaptativo, o ramo do sistema imunológico que desenvolve imunidade duradoura, tomou emprestado sua tecnologia essencial do DNA de um vírus. Alguns de nossos glóbulos brancos do sangue combinam e recombinam seu material genético como geradores de números aleatórios, embaralhando suas sequências para criar uma imensa variedade de células capazes de reconhecer uma imensa variedade de patógenos.[28] Essa tecnologia pertencia aos vírus antes de ser nossa. Em relação a seres humanos e vírus, observa o escritor científico Carl Zimmer, "não há nós e eles".[29]

As novas advertências sobre o vírus da gripe divulgadas pelo CDC no primeiro ano de vida do meu filho geraram, mais do que qualquer outra coisa, uma proliferação de sabões antibacterianos e desinfetantes para as mãos. Havia carrinhos abarrotados de lenços higiênicos em supermercados, além de recipientes com gel antisséptico em cada balcão de saída. Grandes bombas de gel higienizador apareceram na entrada de segurança dos aeroportos, nas agências de correios e na mesa de circulação de bibliotecas. Eles continuaram disponíveis muito tempo depois que a ameaça da gripe diminuiu.

Eu relutava em usar o gel com tanta frequência. Meu pai, cujas próprias mãos estavam muitas vezes rachadas devido às repetidas lavagens em seus plantões no hospital, me instilou um ceticismo a respeito de qualquer coisa que prometesse matar germes. Nem todos os germes devem ser mortos, dizia ele. O ato de matar germes, em vez de lavar as mãos para se livrar deles, o fazia lembrar das Cruzadas, quando um abade a quem perguntaram como distinguir os fiéis dos hereges respondeu: "Mate-os todos. Deus saberá quem são os seus".

Enquanto o higienizador para as mãos matava indiscriminadamente, alguns estudos encontravam a substância química triclosan na urina de mulheres grávidas, no sangue do cordão umbilical de recém-nascidos e no leite materno de lactantes. Trata-se de um agente antimicrobiano usado, entre outras coisas, em cremes dentais, enxaguantes para limpeza bucal, desodorantes, produtos de limpeza e detergentes, além de ser também o ingrediente ativo em quase todos os sabonetes líquidos antibacterianos e muitos produtos desinfetantes para as mãos.

O que sabemos sobre o triclosan é que, em baixas concentrações, ele pode impedir que os micróbios "bons" e "maus" se reproduzam, e em concentrações mais altas pode matá-los. Sabemos que está em nossas águas residuais, em nossos córregos e em nossa água potável. Está presente em peixes selvagens em todo o mundo, em minhocas e no sangue da espécie mais comum de golfinhos. O que não sabemos é exatamente o que isso significa para o nosso ecossistema.[30]

O resultado de pesquisas com infelizes ratos, camundongos e coelhos é que provavelmente o triclosan não é muito tóxico para os seres humanos. Mas os efeitos de longo prazo da exposição constante a essa substância ainda não são conhecidos. Apesar dos protestos de pelo menos uma grande empresa de produtos químicos, a Food and Drug Administration (FDA) indicou o triclosan para novas pesquisas do Programa Nacional de Toxicologia em 2008. Scott Masten, um toxicologista com quem conversei, não estava muito preocupado com a questão do triclosan. "Não compro sabonete antibacteriano", ele admitiu, quando pressionado, "não porque tenho medo dele, mas porque não traz nenhum benefício". Vários estudos concluíram que usar sabonetes antibacterianos não é mais eficaz para reduzir a quantidade de bactérias do que usar sabão comum e água. Para o dr. Masten, o triclosan está presente em sabões apenas porque as empresas encontraram um nicho de mercado para produtos antibacterianos que prometem matar, em vez de apenas limpar.

Expliquei a ele que queria pensar em uma comparação entre os riscos possíveis do triclosan e os riscos representados por alguns dos componentes das vacinas. Nossa exposição ao triclosan é quase constante, e essa substância pode ser encontrada até na urina de pessoas que não usam produtos que a contêm. Em comparação, nossa exposição a vestígios de outros produtos químicos obtidos por meio da vacinação está limitada a duas dúzias de casos. Mas eu não queria cometer o erro de exagerar os perigos associados ao triclosan. "Os problemas de risco relativo são difíceis de comunicar", concordou o dr. Marten. Os riscos que o triclosan representa para a saúde dos seres humanos são provavelmente baixos, mas qualquer grau de risco, ele me lembrou, deve ser inaceitável num produto que não faz nenhum bem.

Os temores quanto às vacinas não parecem ser facilmente aplacados pela abundância de análises realizadas por peritos da relação risco-benefício nelas, que nos asseguram que o bem que fazem é muito maior do que o dano. Os efeitos secundários graves da vacinação são raros. Mas é difícil quantificar exatamente quão raros eles são, em parte porque muitas das complicações associadas às vacinas também são causadas pelas infecções naturais que as vacinas deveriam prevenir. Infecções naturais de sarampo, caxumba, catapora e gripe podem causar encefalite, um inchaço do cérebro. Não sabemos qual seria a taxa básica de encefalite em uma população sem doença e sem vacinação contra a doença. Mas sabemos que um em cada mil casos de sarampo leva à encefalite, e que a encefalite foi relatada após a vacinação em cerca de uma em cada 3 milhões de doses da vacina tríplice (contra sarampo, rubéola e caxumba – SRC). Essa incidência é tão baixa que os pesquisadores não conseguiram determinar definitivamente se a encefalite é causada pela vacina.

Um relatório abrangente sobre "eventos adversos" da vacina foi publicado em 2011 por um comitê de dezoito médicos especialistas, que analisou 12 mil estudos de vacinação para o

Instituto de Medicina.[31] Eles encontraram provas convincentes de que a SRC pode, muito raramente, causar uma enfermidade chamada encefalite com corpúsculos de inclusão do sarampo (MIBE) em pessoas com sistemas imunológicos comprometidos. Ela também pode causar convulsões induzidas pela febre, que são geralmente leves e não resultam em danos de longo prazo. A vacina da catapora pode causar catapora, particularmente em pessoas com sistemas imunológicos enfraquecidos. E seis diferentes vacinas podem causar uma reação alérgica anafilática em pessoas com alergias graves. A injeção de qualquer tipo de vacina pode produzir desmaios e dores musculares provocadas não pela vacina, mas pelo próprio ato da injeção.

O que as vacinas não causam, explicou o relatório, é significativamente mais difícil de estabelecer do que o que elas causam. Enquanto uma quantidade substancial de indícios é aceitável como prova de que um evento acontece e pode acontecer, nunca há provas suficientes de que um evento não pode acontecer. Mesmo assim, os dados revisados pelo comitê "favorecem a rejeição" da teoria de que a vacina tríplice causa autismo.[32] Esse relatório foi publicado pouco depois de uma pesquisa nacional revelar que um quarto dos pais que responderam acreditavam que as vacinas causam autismo. E mais de metade dos pais manifestaram preocupação com os efeitos colaterais graves das vacinas.

"As percepções de risco, os juízos intuitivos que as pessoas fazem sobre os perigos de seu mundo", observa o historiador Michael Willrich, "podem ser extremamente resistentes às provas dos especialistas". Não tendemos a ter medo das coisas com maior probabilidade de nos prejudicar. Andamos de carro, e muito. Ingerimos bebidas alcoólicas, andamos de bicicleta, ficamos sentados demais. E alimentamos ansiedades em relação a coisas que, estatisticamente falando, representam pouco perigo para nós. Tememos tubarões, enquanto os mosquitos são, em simples termos de vidas perdidas, provavelmente os animais mais perigosos do planeta.

"Será que as pessoas sabem quais os riscos que levam a muitas mortes e quais os riscos que levam a poucas?", pergunta Cass Sunstein, professor de direito de Harvard. "Não sabem. Com efeito, elas cometem enormes equívocos." Sunstein extrai essa observação da obra de Paul Slovic, autor de *The Perception of Risk*.[33] Em um estudo que pedia às pessoas que comparassem várias causas de morte, Slovic descobriu que as pessoas tendem a acreditar que os acidentes causam mais mortes do que as doenças e que o homicídio causa mais mortes do que o suicídio, quando o oposto é verdadeiro em ambos os casos. Em outro estudo, as pessoas superestimaram significativamente as taxas de letalidade de perigos muito divulgados ou dramáticos, como câncer ou tornados.

Pode-se interpretar que isso significa que a maioria das pessoas está apenas errada sobre os riscos, como pensa Sunstein. Mas a percepção de risco pode dizer respeito menos ao risco quantificável do que ao medo imensurável. Nossos medos são informados pela história e pela economia, pelo poder social e pelo estigma, pelos mitos e pesadelos. E, como acontece com outras crenças arraigadas, nossos medos nos são caros. Quando encontramos informações que contradizem nossas crenças, como Slovic encontrou em um de seus estudos, tendemos a duvidar das informações, e não de nós mesmos.

As bicicletas, informa o *New York Times*, "estão envolvidas em mais acidentes do que qualquer outro produto de consumo, mas as camas vêm logo em segundo lugar".[34] Isso não me alarma, embora eu seja uma usuária frequente de camas e bicicletas. Carrego meu filho na traseira da minha bicicleta e permito que ele durma na minha cama, apesar dos cartazes de serviço público mostrarem um bebê dormindo ao lado de uma faca de açougueiro com o aviso: "Seu bebê dormindo com você pode ser igualmente perigoso". O descaso pelo risco estatístico, que os pesquisadores observam em pessoas como eu, talvez se deva, pelo menos em parte, a uma relutância em deixar sua vida ser ditada pelo perigo. Dormimos com nossos bebês porque os benefícios, em nossa opinião, superam os riscos. O nascimento do meu filho, que representou um risco maior para a minha saúde do que previ quando fiquei grávida, criou em mim um novo apreço pela ideia de que há alguns riscos que valem a pena correr. "Ter filhos é o maior risco que se pode correr", lembra-me um amigo com filhos crescidos.

"O que importa talvez não seja se as pessoas estão certas em relação aos fatos, mas se estão assustadas", reflete Sunstein. E as pessoas parecem de fato assustadas. Trancamos nossas portas, tiramos nossos filhos da escola pública, compramos armas e desinfetamos ritualmente nossas mãos para aliviar uma ampla gama de medos, a maioria dos quais são essencialmente medos de outras pessoas. Ao mesmo tempo somos também, à nossa maneira, imprudentes. Ficamos *intoxicados*, do latim "envenenar-se", por diversão. Essa contradição leva Sunstein a temer que as leis reguladoras baseadas nas prioridades do público geral podem ser propensas a um padrão de "paranoia e negligência". Pode-se dar demasiada atenção a riscos mínimos, enquanto se presta pouquíssima atenção a ameaças prementes.

A paranoia tende a ser contagiosa, observa a teórica Eve Sedgwick. Ela chama isso de "teoria forte", ou seja, uma teoria redutora de amplo alcance que ocupa o lugar de outras formas de pensar. E, com muita frequência, a paranoia passa por inteligência. Como diz Sedgwick, "teorizar a partir de qualquer coisa que não seja uma postura crítica paranoica passou a ser ingênuo, religioso ou complacente". Ela não acredita que o pensamento paranoico seja necessariamente delirante ou errado, apenas que há valor em abordagens que são menos calcadas na suspeita. "A paranoia conhece bem algumas coisas e outras mal", escreve.[35]

"Toxicologia intuitiva" é o termo que Slovic usa para a forma como a maioria das pessoas avalia o risco dos produtos químicos. Sua pesquisa revela que essa abordagem é distinta dos métodos utilizados pelos toxicologistas, e tende a produzir resultados diferentes. Para os toxicologistas, "a dose faz o veneno". Qualquer substância em excesso pode ser tóxica. A água, por exemplo, em doses muito elevadas é letal para os seres humanos, e o excesso de hidratação matou um corredor na maratona de Boston de 2002. Mas a maioria das pessoas prefere pensar nas substâncias químicas como seguras ou perigosas, independente da dose. E expandimos essa ideia, na medida em que consideramos prejudicial qualquer exposição a produtos químicos, por mais breve ou limitada que seja.

Ao explorar essa ideia, Slovic sugere que pessoas que não são toxicologistas podem aplicar uma "lei do contágio" à toxicidade. Assim como a breve exposição a um vírus microscópico pode resultar em doença para o resto da vida, supomos que a exposição a qualquer quantidade de um produto químico nocivo contaminará nossos corpos para sempre. "Ser contaminado tem claramente um caráter de tudo ou nada, como estar vivo ou grávida", observa Slovic.

O medo da contaminação baseia-se na crença difundida tanto em nossa cultura como em outras de que algo pode nos transmitir sua essência pelo contato. Aos nossos olhos, estamos poluídos para sempre ao ter contato com um poluente. E os poluentes que mais receamos são produtos que nós mesmos criamos. Embora os toxicologistas tendam a discordar disso, muitas pessoas consideram os produtos químicos naturais menos nocivos do que os produtos químicos artificiais.[36] Acreditamos, contra todas as evidências, que a natureza é inteiramente benévola.

Um dos apelos da medicina alternativa é que ela oferece não apenas uma filosofia ou um tratamento alternativo, mas também uma linguagem alternativa.[37] Se nos sentimos contaminados, oferece-nos um "limpador". Se nos sentimos inadequados, carentes, oferece-nos um "suplemento". Se tememos toxinas, oferece-nos um "detox". Se tememos estarmos enferrujando com a idade, oxidando fisicamente, somos tranquilizados com "antioxidantes". Essas palavras são metáforas voltadas para nossas ansiedades básicas. E o que a linguagem da medicina alternativa entende é que, quando nos sentimos mal, queremos algo inequivocamente bom.

Em sua maioria, os produtos farmacêuticos disponíveis no mercado são pelo menos tão ruins quanto bons. Meu pai tem o hábito de dizer que "há muito poucas terapias perfeitas na medicina". Por mais verdadeira que seja, a ideia de que nosso remédio é tão defeituoso quanto nós não é reconfortante. E quando conforto é o que queremos, um dos mais poderosos tônicos que a medicina alternativa oferece é a palavra "natural". Ela implica um remédio não perturbado pelas limitações humanas, inventado inteiramente pela natureza, por Deus ou talvez pelo *design* inteligente. "Natural" passou a significar para nós, no contexto da medicina, "puro", "seguro" e "benigno". Mas o uso de "natural" como sinônimo de "bom" é quase certamente um produto de nossa profunda alienação do mundo natural.[38]

"Obviamente, quanto mais artificial se torna o ambiente humano, mais a palavra "natural" se torna um termo de valor", escreve o naturalista Wendell Berry. Ele argumenta que, se "vemos as economias humana e natural como necessariamente opostas ou contrárias, subscrevemos a própria oposição que ameaça destruir ambas. O selvagem e o doméstico parecem agora valores isolados, distanciados um do outro. E, no entanto, não são polaridades excludentes como o bem e o mal. Pode e deve haver continuidade entre eles".[39]

Permitir que as crianças desenvolvam "naturalmente" a imunidade a doenças contagiosas, sem vacinação, é uma ideia bastante atraente para alguns de nós. Grande parte dessa atração depende da crença de que as vacinas são inerentemente antinaturais. Mas as vacinas pertencem àquele lugar de transição entre os seres humanos e a natureza – um campo aparado, Berry poderia sugerir, cercado por bosques. A vacinação é uma espécie de domesticação de uma coisa selvagem, na medida em que envolve nossa capacidade de atrelar um vírus e domá-lo como um cavalo, mas sua ação depende da resposta natural do corpo aos efeitos dessa coisa outrora selvagem.

Os anticorpos que geram imunidade após a vacinação são manufaturados no corpo humano, não em fábricas. "No mundo farmacêutico", observa a escritora Jane Smith, "a grande divisão é entre produtos biológicos e químicos – medicamentos produzidos a partir de substâncias vivas e produzidos a partir de compostos químicos."[40] Ao utilizar ingredientes provenientes de organismos que estavam ou ainda estão vivos, as vacinas convidam o sistema imunológico a produzir sua própria proteção. Os vírus vivos nas vacinas são enfraquecidos, às vezes por terem passado por corpos de animais, de modo que não podem infectar uma pessoa saudável. O aspecto mais antinatural da vacinação é que, quando tudo corre bem, ela não provoca doença nem produz um mal.*

A doença infecciosa é um dos principais mecanismos da imunidade natural. Estejamos saudáveis ou não, a doença está sempre passando por nossos corpos. "É provável que estejamos com uma doença o tempo todo", como diz um biólogo, "mas quase nunca nos sentimos doentes".[41] É somente quando a doença se manifesta como uma disfunção que a vemos como antinatural, no sentido de "contrário ao curso normal da natureza". Quando os dedos de uma criança enegrecem em sua mão devido à *Haemophilus influenza* tipo B (Hib), quando o tétano trava a mandíbula de uma criança e endurece seu corpo, quando um bebê tosse com coqueluche, quando as pernas de uma criança são torcidas e encolhidas pela poliomielite, então a doença não parece natural.

Antes de Cristóvão Colombo desembarcar nas Bahamas, as doenças epidêmicas da Europa e da Ásia não existiam nas Américas. Não havia varíola, hepatite, sarampo ou gripe. As bactérias que causam difteria, tuberculose, cólera, tifo e escarlatina eram todas desconhecidas neste hemisfério. "A primeira epidemia registrada, talvez por causa da gripe suína, ocorreu em 1493", escreve Charles Mann em seu livro *1493*. A partir desse ano, minhocas e abelhas importadas pelos europeus mudariam para sempre a ecologia das Américas, gado e macieiras transformariam sua paisagem e novas doenças dizimariam seus povos. Nos duzentos anos seguintes, três quartos ou mais da população nativa das Américas morreriam de doenças. Considerar "natural" esse curso de eventos favorece a perspectiva dos povos que posteriormente colonizaram a terra, mas não

---

* A autora distingue "disease" (doença), termo mais geral que indica a presença de uma patologia ou disfunção no organismo humano, de "illness" (moléstia), palavra que se refere à experiência pessoal da doença. Em português, com exceção deste trecho, usaram-se os termos indistintamente. (N.T.)

satisfaz a definição de "não feita ou causada pela humanidade" do termo. Embora o ecossistema das Américas nunca possa ser restaurado ao seu estado pré-colombiano, nossos esforços para limitar as doenças epidêmicas mediante a vacinação podem ser uma pequena medida de restauração do habitat.

"A história dos séculos mais recentes tem suas páginas negras: o massacre do búfalo nas planícies ocidentais dos Estados Unidos, o massacre das aves caradriiformes (tais como as saracuras, os maçaricos, os frangos d'água), pelos caçadores que mercadeavam a caça; o quase extermínio das garças-reais, por causa da sua plumagem", disse Rachel Carson em *Primavera silenciosa*.[*] Ela escreveu isso no final dos anos 1950, num momento de aguda consciência do perigo atômico, e a página negra seguinte, advertiu, seria uma "nova espécie de resíduo". Os pesticidas e herbicidas da indústria do pós-guerra, alguns deles desenvolvidos inicialmente para a guerra, estavam sendo pulverizados de aviões em hectares de campos e florestas. Um deles, o DDT, encaminhava-se para as águas subterrâneas, acumulava-se em peixes e matava pássaros. Mais de cinquenta anos depois, o DDT persiste nos corpos de peixes e aves de todo o mundo, bem como no leite de mães que amamentam.

A publicação de *Primavera silenciosa*, em 1962, levou à criação da Agência de Proteção Ambiental e à proibição da produção de DDT nos Estados Unidos. O livro popularizou a ideia de que a saúde humana depende da saúde do ecossistema como um todo, mas Carson não usou a palavra "ecossistema". Ela preferiu a metáfora de uma "teia intrincada da vida", na qual uma perturbação em qualquer lugar envia tremores para toda

---

[*] Rachel Carson, *Primavera silenciosa*. Trad. de Raul de Polillo. São Paulo: Melhoramentos, 1969.

a teia. Como diz Linda Lear, biógrafa de Carson, *"Primavera silenciosa* mostrou que nossos corpos não são fronteiras".

Nossos corpos não são fronteiras, mas o DDT não é exatamente o que Carson temia que fosse. Para ela, esse produto químico era uma causa difundida de câncer. Décadas de pesquisa sobre DDT que se seguiram à publicação de *Primavera silenciosa* não confirmaram essa hipótese. Numerosos estudos sobre trabalhadores fabris e agrícolas com alta exposição ao DDT não conseguiram encontrar uma associação entre o DDT e o câncer. E estudos específicos não encontraram provas de que o DDT aumentasse a incidência de câncer de mama, de pulmão, dos testículos, de fígado ou de próstata. Eu menciono isso ao meu pai, que é oncologista, e ele lembra que, quando ele era jovem, o DDT, era pulverizado em toda a sua cidade por caminhões. Ele e seus irmãos ficavam presos dentro de casa durante a pulverização, mas corriam para brincar na rua assim que os caminhões passavam, quando as folhas das árvores ainda pingavam DDT e o cheiro do produto químico estava no ar. Não lhe incomoda que Carson tenha exagerado alguns dos perigos do DDT e que tenha errado sobre algumas coisas porque, como ele diz, "ela cumpriu seu papel".[42] Ela nos acordou.[43]

"Poucos livros fizeram mais para mudar o mundo", reconhece a jornalista Tina Rosenberg. "O DDT matava águias-carecas devido à sua persistência no meio ambiente", escreve ela. "A *Primavera silenciosa* está matando agora crianças africanas devido a sua persistência na mente do público." A culpa disso talvez se deva mais a nós, os herdeiros da *Primavera silenciosa*, do que ao livro, mas, de qualquer forma, a malária ressurgiu em alguns países onde o DDT não é mais usado contra mosquitos. Uma criança africana em vinte morre hoje de malária, e um número maior ainda tem o lado esquerdo do cérebro danificado pela doença. Tratamentos ineficazes, profilaxia tóxica e inseticidas prejudiciais ao meio ambiente permanecem em uso porque não há vacina viável contra a malária.

Por enquanto, o DDT é, infelizmente, um dos meios mais eficazes de controlar a malária em alguns lugares. Aplicado às paredes internas das casas uma vez por ano, o DDT quase eliminou a malária em partes da África do Sul. Em comparação com a pulverização de DDT feita de aviões em milhares de hectares, como aconteceu nos Estados Unidos, o impacto ambiental dessa aplicação é relativamente pequeno. Mas o DDT continua sendo uma solução imperfeita. Poucas empresas químicas o produzem, doadores não estão dispostos a financiá-lo e muitos países relutam em usar um produto químico que é proibido em outros lugares. "A pior coisa que já aconteceu com a malária em nações pobres foi provavelmente a sua erradicação nos países ricos", conclui Rosenberg.[44]

A colonização e o comércio de escravos trouxeram a malária para as Américas, e ela avançou para o norte e foi comum até em Boston. Ela nunca foi tão dominante neste país como na África, mas mesmo assim era difícil erradicá-la. A partir da década de 1920, cavaram-se milhares de quilômetros de valas, drenaram-se pântanos, instalaram-se telas nas janelas e espalharam-se toneladas de um inseticida à base de arsênico. Tudo isso era para destruir os locais de reprodução e repelir os mosquitos que propagam a malária. Num esforço final, aplicou-se DDT nas paredes de milhões de casas, pulverizaram-se inseticidas de aviões e a malária foi eliminada dos Estados Unidos em 1949. Entre outras vantagens, isso contribuiu para o crescimento de nossa economia. O economista Matthew Bonds, da Escola de Medicina de Harvard, compara os efeitos globais da doença ao crime organizado ou à corrupção governamental. "As doenças infecciosas roubam sistematicamente recursos humanos", diz ele.[45]

"Que tremendo catálogo de doenças!", queixou-se Carson a uma amiga quando uma inflamação nos olhos a impediu de ler sua própria escrita.[46] Seu trabalho em *Primavera silenciosa* já fora retardado por uma úlcera, uma pneumonia, uma infecção por estafilococos e dois tumores. Ela manteve em segredo esse câncer, que a mataria logo após a publicação do livro. Não queria que seu trabalho parecesse motivado por alguma coisa que não fosse evidência científica. E assim, sua luta pessoal contra o câncer foi contada apenas pelo número cada vez menor de águias-carecas, por ovos que não eclodiam e pelos melros que jaziam mortos nos gramados dos subúrbios.

Embora propusesse que o DDT podia causar câncer, Carson reconhecia sua utilidade para a prevenção de doenças. "Nenhuma pessoa responsável sustenta que a doença oriunda de insetos deva ser ignorada", escreveu. Os produtos químicos deveriam ser usados em reação a ameaças reais, em vez de em "situações míticas". Defendia o uso informado e judicioso de substâncias químicas, não o esquecimento das crianças africanas. Mas o poder duradouro de seu livro se deve menos a suas nuances do que a sua capacidade de provocar horror.

Primavera silenciosa começa com uma "Fábula para o amanhã", na qual Carson imagina uma paisagem idílica de carvalhos, samambaias e flores silvestres que se transforma rapidamente num deserto apocalíptico onde os pássaros não cantam mais. Nas páginas seguintes, trabalhadores que colhiam laranjas ficam profundamente doentes, uma dona de casa que odeia aranhas desenvolve leucemia e um menino que corre para receber seu pai, que acabou de pulverizar os campos de batata, morre naquela noite de intoxicação por pesticidas. É uma história de horror em que a criação do homem, seu monstro, se volta contra ele. Tal como Drácula, esse monstro move-se pelo ar como a névoa e jaz dormente no solo. E, como o enredo de *Drácula*, o drama de *Primavera silenciosa* depende de oposições emblemáticas – bem e mal, humano e desumano, natural e antinatural, antigo e moderno. O monstro de *Drácula* tem origens antigas, mas em *Primavera silenciosa* o mal assume a forma da vida moderna.

O triclosan está destruindo nosso meio ambiente e envenenando lentamente todos nós, concluí logo depois que comecei a ler sobre sua toxicidade. Ou o triclosan é inofensivo para os seres humanos e não constitui uma ameaça séria ao meio ambiente. Sem saber como interpretar os dados, liguei para o autor de um dos estudos que eu havia lido, um pesquisador da FDA de voz gentil. Expliquei o meu problema e ele disse que gostaria de me ajudar, mas não podia falar com a imprensa. Não me ocorrera que eu era a imprensa, embora estivesse escrevendo um artigo para a revista *Harper* na época.

Frustrada, desliguei o telefone e adormeci com o rosto em cima de uma pilha de artigos sobre imunidade de grupo. Ao acordar, descobri que um fragmento de palavra se transferira para o meu rosto. Estava escrito "munity", do latim "munis", que significa função ou obrigação. "É sobre 'munity' que você está realmente escrevendo", um colega me diria meses depois, "e não 'immunity'". Dei-me conta de que isso era verdade, embora estivesse escrevendo sobre ambos.

Enquanto eu pedalava para a escolinha do meu filho, depois de não conseguir saber se o triclosan era bom ou ruim, começou a chover. Corri por uma quadra sob chuva, da escola até a biblioteca pública, carregando meu filho, que dava risada. Lá dentro, ele se lançou pelas estantes, selecionando livros ilustrados aleatoriamente, enquanto a questão de saber se eu era ou não a imprensa continuava a me incomodar. Entendi isso como uma questão mais ampla de pertencimento.[47] Na minha cabeça, não pertenço à imprensa, mesmo que meu texto seja publicado pela imprensa. E se o oposto de jornalista é um poeta, então sou ambos.

Meu filho voltou com um livro sobre um bebê alienígena que se perde na Terra, onde ninguém fala sua língua, um livro sobre um morcego que mora com uma família de passarinhos que não se pendura de cabeça para baixo como ele, e um livro sobre um macaco que é alvo de gozação porque anda sobre duas pernas, em vez de quatro. O jogo de palavras em *Gakky Two-Feet* era muito engraçado para meu filho, mas ele não entendeu o conflito central. Por que os outros macacos se incomodam quando Gakky caminha sobre dois pés? "Eles se sentem ameaçados pela diferença", expliquei. "O que significa 'ameaçado'?", ele perguntou.

Demorei algum tempo para definir "ameaçado" porque estava olhando para o passado através dos livros. Pertencer e não pertencer é um tema comum de livros infantis, e talvez da própria infância, mas fiquei surpresa com o fato de que todos aqueles livros tratassem aproximadamente da mesma coisa. Eram todos sobre o problema de "nós" e "eles". O morcego não pertence realmente ao mundo dos pássaros mesmo que viva com os pássaros, e o alienígena não está em casa na Terra. No final, o morcego volta a viver com sua mãe morcego e o alienígena é resgatado por seus pais alienígenas, mas algumas perguntas permanecem. "Como podemos ser tão diferentes e nos sentirmos tão parecidos?", pergunta um dos pássaros ao morcego. "E como podemos nos sentir tão diferentes e ser tão parecidos?", pergunta outro pássaro.

Morcegos e pássaros podem ser de diferentes classes biológicas, mas ambos são, como qualquer criança pode ver, coisas que voam. *Stellaluna*, o livro sobre o morcego, abre espaço para alguma confusão de categorias, alguma ruptura de fronteiras. Mas o pensamento do tipo "nós" e "eles" insiste que alguém pertence firmemente a uma categoria ou a outra e não abre espaço para identidades ambíguas ou gente de dentro de fora (*outsider insiders*). Não permite aliança de morcego-pássaro, alienígenas estrangeiros ou macacos que estão em processo de evolução. E assim a oposição entre "nós" e "eles" torna-se, como adverte Wendell Berry, "a própria oposição que ameaça destruir ambos".

"Eu sei que você está do meu lado", um imunologista comentou comigo enquanto discutíamos a política da vacinação. Não concordei com ele, mas apenas porque me sentia incomodada com ambos os lados, tal como eu os vira definidos. O debate sobre a vacinação tende a ser descrito com o que a filósofa da ciência Donna Haraway chamaria de "dualismos inquietantes". Esses dualismos jogam a ciência contra a natureza, o público contra o privado, a verdade contra a imaginação, o eu contra o outro, o pensamento contra a emoção e o homem contra a mulher.

A metáfora de uma "guerra" entre mães e médicos é usada às vezes para descrever os conflitos a respeito da vacinação. Dependendo de quem emprega a metáfora, as partes em conflito podem ser caracterizadas como mães ignorantes e médicos educados, mães intuitivas e médicos intelectuais, mães atenciosas e médicos sem coração, ou mães irracionais e médicos racionais – os estereótipos sexistas são abundantes.

Em vez de imaginar uma guerra na qual estamos, em última análise, lutando contra nós mesmos, talvez possamos aceitar um mundo no qual somos todos racionalistas irracionais. Estamos ligados, neste mundo, tanto à natureza como à tecnologia. Todos nós somos "ciborgues, híbridos, mosaicos, quimeras", como Haraway sugere em sua provocação feminista "Um manifesto ciborgue". Ela imagina um mundo ciborgue "no qual as pessoas não têm medo de seu parentesco com animais e máquinas, de identidades permanentemente parciais e pontos de vista contraditórios".

Todos os que foram vacinados são ciborgues, sugere o especialista no assunto Chris Hables Gray. Nossos corpos foram programados para responder à doença e modificados por vírus tecnologicamente alterados. Como ciborgue e mãe lactante, ligo meu corpo modificado a uma bomba de sucção, um mecanismo moderno, para fornecer ao meu filho o alimento mais primitivo. Na minha bicicleta, sou metade humana e metade máquina, uma colaboração que me expõe a lesões. Nossa tecnologia, ao mesmo tempo que nos amplia, nos põe em perigo. Bom ou mau, isso faz parte de nós e não é mais inatural do que é natural.

Anos atrás, quando uma amiga perguntou se o parto do meu filho tinha sido "natural", fiquei tentada a responder que tinha sido um parto animal. Enquanto sua cabeça aparecia, eu tentava usar minhas mãos para abrir minha carne e tirá-lo do meu corpo. Ou assim me contaram, mas não me lembro de nenhuma intenção de me rasgar, tudo o que me lembro é da urgência do momento. Naquele momento, eu era ao mesmo tempo humana e animal. Ou nenhum dos dois, como sou agora. "Nunca fomos humanas", sugere Haraway.[48] E também é possível que nunca tenhamos sido modernas.

A vacinação é precursora da medicina moderna e não produto dela. Suas raízes estão na medicina popular e seus primeiros praticantes foram os agricultores. Na Inglaterra do século XVIII, as ordenhadoras tinham o rosto intocado pela varíola. Ninguém sabia por quê, mas qualquer um podia ver que era verdade. Quase todo mundo na Inglaterra daquela época tinha varíola, e muitos daqueles que sobreviviam carregavam as cicatrizes da doença em seus rostos. O conhecimento popular dizia que, se uma criada ordenhava uma vaca com bolhas de varíola bovina e ganhava algumas bolhas nas mãos, ela não contrairia a varíola, mesmo quando cuidava de vítimas de uma epidemia.

No final do século, no momento em que as rodas d'água da Revolução Industrial começavam a girar os fusos dos cotonifícios, os médicos observaram os efeitos da varíola bovina nas ordenhadoras e em qualquer pessoa que ordenhasse vacas.[49] Em 1774, durante uma epidemia de varíola, um fazendeiro que já havia sido infectado com varíola bovina usou uma agulha de costura para inocular o pus de uma vaca nos braços de sua esposa e de dois meninos pequenos. Os vizinhos do fazendeiro ficaram horrorizados. O braço de sua esposa ficou vermelho e inchado e ela adoeceu antes de se recuperar completamente, mas os meninos tiveram reações suaves. Eles foram expostos à varíola muitas vezes em suas longas vidas, às vezes com o objetivo de demonstrar sua imunidade, sem jamais contraírem a doença.

Vinte anos mais tarde, o médico do campo, Edward Jenner, extraiu o pus de uma bolha na mão de uma ordenhadora e raspou-o no braço de um menino de oito anos. O menino teve febre, mas não ficou doente. Jenner então expôs o menino à varíola, que não o infectou. Encorajado, Jenner continuou seu experimento em dezenas de outras pessoas, inclusive em seu próprio filho. Em pouco tempo, o procedimento ficaria conhecido pelo termo que Jenner cunhou para a varíola bovina, "variolae vaccinae" (vacínia), derivado da palavra latina "vacca", o animal que deixaria para sempre sua marca na vacinação.

Jenner tinha indícios que sugeriam que a vacinação funcionava, mas não sabia o motivo disso. Sua inovação baseava-se inteiramente na observação, não na teoria. Isso aconteceu um século antes de o primeiro vírus ser identificado e muito antes de se entender a causa da varíola. Os cirurgiões ainda não tinham anestesia, tampouco sabiam que deviam esterilizar seus instrumentos. Quase um século se passaria para que a teoria dos germes fosse validada, e bem mais de um século decorreria até que a penicilina fosse extraída de um fungo.

O mecanismo básico por trás da vacinação não era novo nem mesmo quando um intrépido criador de gado usou uma agulha de costura para vacinar seus filhos. Naquela época, a variolação,[50] prática de infectar intencionalmente uma pessoa com um caso leve de varíola a fim de prevenir uma doença mais grave, ainda era algo novo na Inglaterra, mas era realizada na China e na Índia havia centenas de anos. Por fim, essa prática seria trazida da África para a América. O procedimento foi explicado ao ministro puritano Cotton Mather por seu escravo líbio Onésimo. Quando Mather perguntou se ele já tivera varíola, Onésimo respondeu: "Sim e não". O que ele quis dizer é que tinha sido inoculado com varíola quando criança, como muitos outros escravos nascidos na África.

Mather, que havia perdido uma esposa e três filhos com sarampo, convenceu um médico local a inocular dois escravos e o próprio filho do médico quando uma epidemia de varíola se espalhou por Boston em 1721. Depois que esses três primeiros pacientes se recuperaram, o médico tratou de inocular várias centenas de pessoas, cuja taxa de sobrevivência seria muito melhor do que a dos que não foram inoculados. Mather, autor de um relato sobre os julgamentos de bruxaria de Salem, considerado excessivamente devoto mesmo em seu tempo, começou a pregar que a variolação era um dom de Deus, um sentimento tão impopular que uma bomba incendiária foi jogada por sua janela. A mensagem que a acompanhava dizia: "Cotton Mather, seu cachorro. Maldito! Vou inoculá-lo com isso com uma varíola para você".

A variolação foi introduzida na Inglaterra mais ou menos na mesma época por Mary Wortley Montagu, que mandou inocular seu filho de seis e sua filha de dois anos depois de observar a prática na Turquia. Montagu, casada com um embaixador britânico, perdera seu irmão para a varíola e seu próprio rosto trazia as marcas da moléstia. A princesa de Gales, tendo também sobrevivido à varíola, providenciou para que a variolação fosse testada em prisioneiros condenados à morte. Os prisioneiros sobreviveram, imunes à varíola, e foram libertados por terem suportado a provação. A princesa, que mais tarde viria a ser rainha, quando seu marido se tornou Jorge II, inoculou seus sete filhos.

Na época em que Voltaire publicou suas *Cartas filosóficas*, em 1733, a variolação era amplamente praticada na Inglaterra, embora ainda temida na França. Sobrevivente ele mesmo de um grave caso de varíola, Voltaire insinuou que, se os franceses tivessem adotado a prática tão prontamente como os ingleses, "20 mil pessoas que a varíola matou em Paris em 1723 estariam vivas neste momento".

Quando Voltaire escreveu "Sobre a inoculação da varíola", o significado primeiro da palavra inglesa "inoculate" ainda era o de enxertar, como no cultivo de maçãs, em que um talo de uma árvore é enxertado nas raízes de outra. Havia muitos métodos de inoculação, como a inalação de cascas de feridas secas e moídas ou a costura de um fio infectado na membrana entre o polegar e o indicador, mas na Inglaterra preferia-se fazer uma incisão ou aba na pele, na qual era colocado material infeccioso, como o corte na casca de uma árvore que recebe o talo jovem enxertado. Quando a palavra "inocular" foi usada pela primeira vez para descrever a variolação, tratava-se de uma metáfora para o enxerto de uma doença, que daria seu próprio fruto, no porta-enxerto do corpo.

Nossa compreensão da imunidade continua a depender notavelmente da metáfora, mesmo no nível mais técnico. Os imunologistas descrevem as atividades de nossas células com termos como "interpretação" e "comunicação", dotando-as de características essencialmente humanas. Em uma viagem realizada em 1984, três imunologistas ficaram entusiasmados com a possibilidade de as células de nossos corpos, como os humanos que compõem, usarem um sistema de sinais e símbolos – uma espécie de linguagem – em sua comunicação umas com as outras. Depois de viajar durante dezessete horas numa Kombi com uma peça fedorenta de queijo Taleggio e uma edição italiana de *Uma teoria da semiótica* de Umberto Eco, eles concluíram, graças a algumas traduções toscas feitas pelo italiano que fazia parte do grupo, que uma melhor compreensão da semiótica, o estudo de como sinais e símbolos são usados e interpretados, poderia aprimorar o trabalho deles em imunologia.[51]

Quando eu soube da conferência sobre "imunossemiótica" que resultou disso, fiquei animada com a possibilidade de que fosse dedicada à discussão da metáfora, um recurso semiótico. Pensei ter encontrado um grupo de imunologistas interessados em dissecar suas próprias metáforas. Para minha decepção, os trabalhos apresentados na conferência revelaram que eles estavam muito mais preocupados com a questão de como nossos corpos, e não nossas mentes, interpretam símbolos. Mas como o imunologista Franco Celada propôs num artigo intitulado "Será que a mente humana usa uma lógica de sinais desenvolvida por linfócitos há 100 milhões de anos?", nossas mentes podem ter aprendido com nossos corpos a capacidade de interpretar.

"Os imunologistas são obrigados a usar expressões incomuns para descrever suas observações", apontou o semiótico Thure von Uexküll na conferência. Segundo ele, "expressões como 'memória', 'reconhecimento', 'interpretação', 'individualidade', 'leitura', 'imagem interna', 'eu', 'não eu'" eram desconhecidas em física ou química. "Átomos e moléculas não têm eu, memória, individualidade ou imagens interiores", disse. "Não são capazes de ler, reconhecer ou interpretar qualquer coisa e tampouco podem ser mortos." Alguns dos outros semióticos da conferência, com destaque para Umberto Eco, questionaram se as células do corpo estavam literalmente envolvidas em atos de interpretação, mas os imunologistas pareciam menos céticos.

Quando a antropóloga Emily Martin pediu a um grupo de cientistas que discutissem descrições do sistema imunológico que dependiam da metáfora de um corpo em guerra, alguns deles rejeitaram a ideia de que se tratava de uma metáfora e insistiram que era uma guerra literal. Um cientista não gostava da metáfora da guerra, mas apenas porque se opunha ao modo como a guerra estava sendo travada naquele momento. Em seu estudo sobre como pensamos sobre a imunidade, realizado durante a primeira guerra no Iraque, Martin descobriu que as metáforas da defesa militar permeiam nossa imaginação do sistema imunológico.[52]

"As publicações populares", observa Martin, "retratam o corpo como o cenário de guerra total entre invasores implacáveis e defensores resolutos". Nossa compreensão da doença como alguma coisa contra a qual "lutamos" abre caminho para uma série de metáforas militares do sistema imunológico. Em livros ilustrados e artigos de revistas, o corpo emprega algumas células como "infantaria" ou como a "unidade blindada", e essas tropas espalham "minas" para explodir bactérias, enquanto a própria reação imunológica "detona como uma bomba".

Mas essas imagens de guerra não refletem toda a diversidade de pensamento que Martin descobriu em suas entrevistas. O grupo dos praticantes da medicina alternativa recusou-se consistentemente a usar metáforas de guerra em suas descrições do sistema imunológico. A maioria das outras pessoas, cientistas ou não cientistas, tendeu a gravitar na direção de termos militaristas, mas muitas foram capazes de sugerir metáforas diferentes, e algumas resistiram explicitamente a metáforas militares. "Minha visualização seria muito mais quase como marés ou algo assim [...] as forças, sabe, os fluxos e refluxos", disse uma advogada, esclarecendo que com "forças" queria dizer "desequilíbrio e equilíbrio". Várias outras pessoas, inclusive cientistas, repetiram essa ideia de um corpo buscando equilíbrio e harmonia, em vez de envolvido num conflito armado. As metáforas inventivas com que imaginavam o sistema imunológico variavam de uma sinfonia ao Sistema Solar, a uma máquina de movimento perpétuo ou à vigilância de uma mãe.[53]

A expressão "sistema imunológico" foi usada pela primeira vez em 1967 por Niels Jerne, um imunologista que estava tentando conciliar duas facções da imunologia: os que acreditavam que a imunidade dependia em grande parte de anticorpos e os que acreditavam que dependia mais de células especializadas. Jerne usou a palavra "sistema" para unir todas as células, anticorpos e órgãos envolvidos na imunidade num todo abrangente. Essa ideia de que a imunidade é produto de um sistema complexo de partes interdependentes agindo em conjunto é relativamente nova na ciência.

Mesmo assim, o que sabemos desse sistema é assombroso.[54] Ele começa na pele, uma barreira capaz de sintetizar substâncias bioquímicas que inibem o crescimento de certas bactérias e que contém, em suas camadas mais profundas, células que podem provocar inflamação e ingerir patógenos. Temos depois as membranas dos sistemas digestivo, respiratório e urogenital, com o seu muco de capturar patógenos, seus cílios de expulsar patógenos e sua alta concentração de células capazes de produzir os anticorpos responsáveis pela imunidade duradoura. Além dessas barreiras, o sistema circulatório transporta patógenos que estão no sangue para o baço, onde o sangue é filtrado e os anticorpos, gerados, e o sistema linfático leva os agentes patogênicos dos tecidos do corpo para os gânglios linfáticos, onde ocorre o mesmo processo – os patógenos são cercados por uma variedade de células que os ingerem, os eliminam e se lembram deles para ter uma reação mais eficiente no futuro.

Nas profundezas do corpo, a medula óssea e o timo geram um conjunto assustador de células especializadas em imunidade. São células que podem destruir células infectadas, células que engolem patógenos e depois exibem pedaços deles para que outras células os vejam, células que monitoram outras células em busca de sinais de câncer ou infecção, células que produzem anticorpos e células que transportam anticorpos. Todas essas células, que fazem parte de um arranjo intrincado de tipos e subtipos, interagem numa série de danças barrocas e sua comunicação depende, em parte, da ação de moléculas em flutuação livre. Os sinais químicos viajam através do sangue desde os locais de lesão ou infecção, células ativadas liberam substâncias para desencadear a inflamação e moléculas prestativas fazem furos nas membranas de micróbios para desinflá-los.

Os bebês possuem todos os componentes desse sistema ao nascer. Há certas coisas que seu sistema imunológico não faz bem: por exemplo, ele tem problemas para penetrar no revestimento pegajoso da bactéria Hib. Mas o sistema imunológico de uma criança recém-nascida não está incompleto ou subdesenvolvido. Ele é o que os imunologistas chamam de "ingênuo". Ele ainda não teve oportunidade de produzir anticorpos em resposta à infecção. Os bebês nascem com alguns anticorpos de suas mães que já circulam em seus sistemas, e o leite materno lhes fornece mais anticorpos, mas essa "imunidade passiva" desaparece à medida que a criança cresce, não importa por quanto tempo ela for amamentada. Uma vacina ensina o sistema imunológico infantil, tornando-o capaz de lembrar patógenos que ainda não viu. Com ou sem a vacinação, os primeiros anos da vida de uma criança constituem um período de instrução rápida sobre a imunidade: o nariz escorrendo e a febre daqueles anos são sintomas de um sistema que está aprendendo o léxico microbiano.

Quando pedi ajuda para entender o mecanismo básico da imunidade, um professor de imunologia me deu uma explicação de duas horas sobre o sistema imunológico num café. Nessas duas horas, em nenhum momento ele usou uma metáfora militar para descrever o funcionamento do corpo. Suas metáforas tendiam a ser gastronômicas ou educacionais: as células "comiam" ou "digeriam" patógenos e "instruíam" outras células. Quando ele falava de algo que estava sendo morto ou destruído, referia-se à morte ou destruição literal. Ele me disse que o termo científico para um tipo de glóbulo branco capaz de destruir outras células é "assassino natural" [*natural killer*, ou NK].

Mais tarde, compareci a uma série de palestras do mesmo professor. Enquanto eu aprendia a distinção entre imunidade inata e imunidade adaptativa e tentava desesperadamente acompanhar uma proliferação de siglas – NLRs, PAMPs, APCs –, notei que as células do sistema imunológico levam vidas nas quais se beijam, são ingênuas, comem, purgam, expressam, ficam excitadas, são instruídas, fazem apresentações, maturam e têm memórias. "Elas se parecem com meus alunos", observaria um amigo meu, professor de poesia.

Se alguma narrativa surgiu dessas palestras, foi a do drama da interação entre o nosso sistema imunológico e os patógenos com os quais ele evoluiu. Às vezes, caracterizou-se esse drama como uma batalha em andamento, mas não do tipo que envolve helicópteros Apache e drones não tripulados – tratava-se claramente de uma batalha entre inteligências. "E então os vírus ficaram ainda mais espertos", dizia o meu professor, "e fizeram uma coisa engenhosa – usaram nossas estratégias contra nós mesmos". Em sua narração, nossos corpos e os vírus eram duas inteligências concorrentes empenhadas num jogo mortal de xadrez.

Sempre que caminho para o norte, ao longo do lago Michigan, ou seja, quase todos os dias quando o tempo está quente, passo pela frente de um grande cemitério. Numa manhã do alto verão, quando meu filho esperneava para sair de seu carrinho, entrei pelo portão de ferro do cemitério para que ele pudesse correr pelas aleias sob a sombra das árvores. "Oi", ele gritou animadamente, acenando para o vazio, quando entramos no cemitério vazio. "Oi", continuou a repetir enquanto caminhava pela aleia, parando para sorrir e acenar para o nada. Eu o escutara dizer "oi" somente para pessoas, então me ajoelhei para ter sua linha de visão e vi que ele estava olhando para a porta de um túmulo. "O que é isso?", ele perguntou, e eu gelei. Mas então ele correu pela aleia e eu o segui, parando em frente a um obelisco de granito que chamou minha atenção porque tinha inscrito nele o nome WILLIE em letras grandes, enquanto o sobrenome estava em outras pedras. Willie morrera em 1888, aos oito anos de idade.

"Oi", meu filho estava dizendo de novo, de uma forma um pouco insistente, a poucos metros de distância, "Oi!". Ele estava parado diante de uma estátua de mármore de um menino. A estátua tinha as bochechas redondas de um bebê e seus olhos de mármore fitavam gravemente o espaço, à meia distância. Uma pedra corroída aos meus pés revelou que seu nome era Josie e ele morrera em 1891, aos nove anos. Quando meu filho estendeu a mão em direção ao menino, peguei seu pulso, num pânico crescente, e disse: "Não, não toque nisso!". Ainda não sei dizer exatamente o que me assustou naquele momento. Será que temi que meu filho pegaria morte se tocasse no menino de mármore?

Depois de deixar o cemitério, comentei com meu pai que havia visto túmulos de crianças de cinco e dez anos e de vários adolescentes, mas que fiquei surpresa por não ter visto, num dos mais antigos cemitérios de Chicago, sepulturas de bebês. Meu pai lembrou-me que o provável motivo disso era que os bebês morriam em quantidade tão grande no século XIX que não costumavam ser enterrados em sepulturas marcadas. Mais tarde, fiquei sabendo que uma em cada dez crianças nascidas em 1900 morria antes de seu primeiro aniversário. Li essa informação em um relatório sobre os efeitos colaterais da vacina, que concluía sua breve visão histórica da mortalidade infantil com a observação de que hoje "se espera que as crianças sobrevivam até a idade adulta".[55]

A primeira noite que meu filho dormiu mais longe do que a um braço de distância de mim, eu adormeci com o monitor da babá eletrônica pressionado dolorosamente contra a minha orelha. Quando a bateria do monitor acabou e ele começou a emitir um bip, acordei alarmada, mas o meu filho continuava dormindo. Seu berço não estava a mais do que três metros e meio da minha cama, havia uma porta aberta entre nós, e eu poderia muito bem ouvir seu choro sem uma babá eletrônica, mas eu queria ouvi-lo respirar. Compreendi que isso era um capricho absurdo, mas não consegui resistir. Quando o volume do monitor era alto o suficiente para eu imaginar que podia ouvir a respiração, o aparelho produzia uma estática densa que acolhia uma variedade de sons fantasmagóricos. Eu escutava murmúrios e sussurros, cliques e batidas e, às vezes, ruídos que, quando eu corria para ver, não eram nada. Por vezes, o monitor captava conversas telefônicas e eu ouvia claramente vozes por alguns instantes. Com frequência, eu acordava à noite ouvindo um choro que desaparecia assim que eu ficava totalmente acordada, e isso acontecia, comecei a notar, todas as noites à mesma hora, no momento em que um avião a jato baixava sobre o lago para pousar no aeroporto de O'Hare. Percebi que minha mente adormecida estava escolhendo as frequências que escutava e fabricava o choro de um bebê com a combinação do gemido dos motores do avião a jato e da estática do monitor. *Acústica psíquica* foi como um músico amigo meu chamou certa vez esse fenômeno.

Por fim, parei de usar a babá eletrônica porque tive de admitir para mim mesma que não sabia o que eu estava ouvindo. Mas continuei a escutar. Certa noite, pouco depois de meu filho ter completado dois anos, ouvi um som estranho em seu quarto quando estava me deitando. Eu já não escutava choro no ruído dos aviões a jato, mas às vezes ainda acordava com um começo de um sonho com choro. O som que ouvira podia ser de um cão no pátio ou de uma cadeira arrastada no andar de cima. Mas eu estava certa de que tinha realmente ouvido aquele som porque o ouvi mais uma vez, e depois houve um longo silêncio. Caminhei até a porta do meu filho e escutei. Eu tinha certeza de que ele estava dormindo.

Estava escuro e quieto em seu quarto, como de costume, mas ele estava sentado na cama. Lágrimas corriam por seu rosto e sua boca estava aberta, ofegando em silêncio. Agarrei-o, ouvi um leve gemido da respiração que passava por sua garganta e o coloquei sobre meus joelhos numa tentativa de fazer a manobra de Heimlich. Isso tinha funcionado para mim no passado, mas não teve efeito dessa vez e só alarmou mais meu menino, cujo corpo estava tremendo de medo. Meu marido, já fora da cama, examinou o fundo de sua garganta, não encontrou nada, e saiu porta afora, direto para o hospital.

Quando entrei correndo no pronto-socorro dez minutos depois, com a boca do meu filho junto ao meu ouvido e dizendo "Ele está tendo dificuldade para respirar!", a enfermeira de triagem não se impressionou. "É provavelmente estridor", disse ela para a tela do computador. Estridor, eu logo ficaria sabendo, é o som agudo de chiado que indica uma via aérea obstruída. Mas, como a enfermeira pôde ver, a cor do meu filho era boa e sua respiração estava melhor, tendo melhorado, para minha surpresa, depois que o levamos para o ar frio da noite. Quando o médico chegou, meu filho estava com a tosse estranha, parecida com latido, que eu ouvira de seu quarto. "Conheço essa tosse muito bem", disse o médico alegremente. "Nem preciso examinar para fazer o diagnóstico." Era crupe, um inchaço da garganta causado por uma infecção viral. O crupe pode ser leve ou grave, dependendo do tamanho da via aérea da criança, e produz uma tosse diferente que pode levar a estridor e dificuldade respiratória. Além de ser o que o médico chamou de "moderadamente grave", tratava-se de um caso típico de crupe, tendo aparecido à noite numa criança que parecia bem quando foi posta na cama. O ar frio, tratamento tradicional para essa moléstia, aliviara o inchaço e reduzira seu estridor no caminho para o hospital.

Contei ao médico que tinha ficado acordada até tarde naquela noite, mas, se eu não estivesse acordada, poderia não ter ouvido aquelas duas tossidas antes que acontecesse o estridor, e talvez não tivesse descoberto que meu filho não conseguia respirar. Não mencionei a continuação desse pensamento, minha certeza de que isso poderia tê-lo matado, mas o médico entendeu. Não, explicou ele, podia ser uma doença assustadora, mas meu filho estava recebendo ar suficiente para viver. Poderia ter se sentido muito incomodado e assustado sem mim, mas não teria morrido antes da manhã seguinte.

Alguns dias depois, encontrei uma mãe cujo filho costumava brincar com o meu na casa do parque quando estava frio demais para brincar do lado de fora. Era uma mulher jovem, geralmente incansável, que naquele dia parecia exausta. Contou-me que sua filha estava com crupe e tossira a noite inteira durante vários dias, e que outro menino que conhecíamos da casa do parque estava doente havia mais de uma semana. A maioria das crianças pequenas que brincavam ali tinha pegado o vírus, fiquei sabendo depois.

As outras mães me contaram que seus filhos tossiam a ponto de se engasgarem e vomitarem, uma tosse que durava a noite inteira, não os deixava dormir e provocava ataques de lágrimas que só agravavam a tosse. Embora tenha ficado doente por alguns dias, meu filho não tossiu mais depois de ter sido tratado na sala de emergência, e o estridor não voltou. Ele se recuperou do crupe com bastante rapidez, mas eu não. Quando ele não estava ao meu lado na cama, a babá eletrônica voltou a ficar grudada no meu ouvido e não dormi bem durante meses.

Meu marido quis saber que tipo de palavra era "crupe". Ele achava que parecia arcaico, como alguma coisa de que as crianças costumavam sofrer muito tempo atrás. Descobri que a origem da palavra é o som da própria tosse e, em sua definição, encontrei o fantasma que continuava a me assombrar: "Uma doença inflamatória da laringe e da traqueia das crianças, que se caracteriza por uma tosse estridente peculiar, muitas vezes fatal em pouco tempo". Era exatamente essa possibilidade de ser *fatal em pouco tempo* que me mantinha acordada à noite. Mas a edição on-line do *Oxford English Dictionary*, com seus exemplos de 1765 e 1866, referia-se à variedade de crupe que definiu a doença da Grécia Antiga de Homero até o século XX. Esse crupe, que costumava ser fatal em pouco tempo, era causado pela difteria e praticamente desaparecera dos Estados Unidos desde o início da vacinação contra difteria, nos anos 1930. Meu filho tinha crupe viral, outrora distinguido da difteria pelos franceses com o termo "faux-croup". Enquanto a difteria mata cerca de 20% das crianças que a contraem, o falso-crupe raramente é fatal.

"Antibióticos e vacinas são como viagens no tempo", uma amiga me escreveu naquela primavera. "Você volta no tempo e é capaz de evitar uma catástrofe, mas quem sabe de que modo você alterou irrevogavelmente o futuro? Eu amo meus bebês e volto no tempo (vacino) para evitar a catástrofe que posso ver, mas então arrisco a provocar a catástrofe que não posso ver." Trata-se da minha amiga que escreve poesia de ficção científica, naturalmente. E eu sabia o que ela queria dizer. Eu tinha visto um episódio de *Jornada nas estrelas* em que a nave espacial *Enterprise* viaja através de uma fenda no espaço-tempo e encontra uma nave antiga que tinha sido destruída muitos anos antes. De repente, em vez de ser uma nave em tempo de paz em missão exploratória, a *Enterprise* do presente torna-se uma nave de guerra à beira de uma derrota final para os klingons. Uma vez que essa nova realidade substitui instantaneamente a realidade anterior, apenas uma mulher membro da tripulação, com uma relação excepcional com o tempo, entende que algo deu errado. Deveria haver crianças na nave, ela explica ao capitão, e não deveria haver uma guerra. Quando os tripulantes da nave do passado ficam sabendo que podem impedir o começo da guerra atual retornando ao passado, eles heroicamente fazem isso, o que faz com que morram.

Descobri que, com um filho, todos os dias são uma espécie de viagem no tempo. Eu lanço minha mente adiante em cada decisão que tomo, me perguntando o que posso dar ou tirar do meu filho no futuro. Eu o envio para a pré-escola, onde ele aprende sobre germes e regras, perguntando-me o tempo todo quem ele poderia ser se não tivesse aprendido a lavar as mãos e ficar na fila assim que foi capaz de falar. Mas mesmo quando não faço nada, estou ciente de que estou mudando irrevogavelmente o futuro. O tempo marcha para a frente num curso que é alterado para sempre pelo fato de eu não ter feito nada.

Por várias noites, enquanto meu filho estava com crupe, sentei com ele durante a maior parte da noite, mantendo-o ereto enquanto ele dormia para que pudesse respirar com mais facilidade. Não havia mais nada que eu pudesse fazer por ele. Voltei no tempo então, ou me senti fazendo isso, passando por uma fenda do espaço-tempo para o que imaginei que poderia ser a experiência de uma mãe há cem anos, quando o falso-crupe poderia ser, com boa probabilidade, o crupe assassino. Pensei nas mães de *Um diário do ano da peste*, de Daniel Defoe, que consta terem morrido depois de perder seus filhos – não de peste, mas de dor.

Em 1733, Voltaire escreveu aos franceses: "As mulheres da Circássia têm, desde tempos imemoriais, o costume de dar a varíola aos filhos já aos seis meses de idade, fazendo-lhes uma incisão no braço e inserindo nessa incisão uma pústula que retiraram cuidadosamente do corpo de uma outra criança". Eram as mulheres que inoculavam seus filhos, e Voltaire lamentou o fato de "alguma embaixadora francesa" não ter trazido esse hábito de Constantinopla para Paris. "O que introduziu na Circássia esse costume, que parece tão estranho a outros povos", escreveu Voltaire, "foi contudo uma causa comum a todos os povos da Terra: o carinho materno e o interesse."*

A assistência médica ainda estava principalmente sob o domínio das mulheres, embora a tradição da curandeira já estivesse ameaçada pelos médicos e pela Igreja. As parteiras e feiticeiras, culpadas de crimes que incluíam o fornecimento de contracepção e alívio das dores do parto, foram particularmente perseguidas nas caças às bruxas que arderam por toda a Europa do século XV ao século XVIII. De acordo com o guia oficial da Igreja Católica para caçadores de bruxas, as parteiras pertenciam à classe das bruxas boas que curavam e não faziam mal, mas isso não as tornava menos bruxas.[56]

---

* Voltaire, *Cartas filosóficas*. Trad. de Márcia Valéria Martinez de Aguiar. Rev. da trad. de Andréa Stahel M. da Silva. São Paulo: Martins Fontes, 2007.

Enquanto as mulheres eram executadas por sua capacidade suspeita de curar os doentes, os médicos das universidades europeias estudavam Platão e Aristóteles, mas aprendiam muito pouco a respeito do corpo. Não faziam experimentos, não praticavam a ciência como a conhecemos, e tinham poucos dados empíricos para apoiar seus tratamentos, que eram muitas vezes de natureza supersticiosa. As feiticeiras também eram suscetíveis à superstição, mas desde o início da Idade Média usavam a cravagem para acelerar as contrações e beladona para prevenir o aborto. Santa Hildegarda, de Bingen, catalogou as propriedades curativas de 213 plantas medicinais, e as curandeiras leigas conheciam receitas de analgésicos e anti-inflamatórios eficazes numa época em que os médicos ainda escreviam orações nas mandíbulas de seus pacientes para curar dores de dente.

Benjamin Rush, um dos pais da medicina americana, sangrava seus pacientes, como descrevem Barbara Ehrenreich e Deirdre English, com "excessos transilvânicos". No final do século XVIII e início do século XIX, os pacientes eram sangrados até desmaiar, medicados com mercúrio e tratados com emplastros de mostarda. Enquanto as escolas de medicina excluíam as mulheres da educação médica formal, os médicos competiam, às vezes agressivamente, com a prática informal delas em casa. Mas a arte de curar, como os médicos descobririam, é bastante difícil de mercantilizar. A prática sábia de esperar e observar é difícil de vender, em parte porque parece que não faz nada. As pressões do mercado, sugerem Ehrenreich e English, levaram à prática da medicina "heroica", que dependia fortemente de terapias perigosas como a sangria. O objetivo da medicina heroica não era tanto curar o paciente quanto produzir algum efeito mensurável e idealmente dramático, pelo qual o paciente poderia ser cobrado. O dr. Rush, por exemplo, foi acusado de mais matar que curar pacientes seus.

O parto foi uma das últimas áreas de assistência à saúde a ser reivindicada pelos médicos. A modéstia e a tradição impediam que os homens atendessem nascimentos, então os obstetras vendiam seus serviços por meio de campanhas publicitárias que acusavam as parteiras de ignorantes, sujas e perigosas. No século XIX, mulheres urbanas pobres podiam dar à luz em hospitais de caridade de graça, embora as mais ricas continuassem a dar à luz em casa. Quando o parto foi transferido para hospitais, a taxa de mortalidade materna aumentou imensamente. A "febre do parto", como se chamava a infecção puerperal, era disseminada por médicos que não lavavam as mãos entre exames. Mas os médicos punham a culpa nas anáguas apertadas, na irritação e na moral deficiente.[57]

No século XX, os psicólogos punham a culpa da esquizofrenia nas mães dominadoras que sufocavam seus filhos. A homossexualidade, classificada como doença mental até 1973, era atribuída a mães ansiosas que mimavam seus filhos. O autismo, de acordo com a teoria predominante na década de 1950, era culpa de "mães-geladeiras", frias e insensíveis. Ainda hoje, as mães oferecem "um conveniente elo perdido na teoria do germe", como observa a psicoterapeuta Janna Malamud Smith. "Se não é viral ou bacteriana, deve ser maternal", diz ela em tom de brincadeira.[58]

Em 1998, o gastroenterologista britânico Andrew Wakefield propôs uma teoria segundo a qual eram as empresas farmacêuticas, em vez de mães, que estavam causando o autismo. A publicação na revista *Lancet* de seu estudo de caso, agora desdito, com doze crianças foi acompanhado por um vídeo promocional e uma entrevista coletiva, na qual Wakefield deu apoio às suspeitas de pais que já acreditavam que as vacinas eram inseguras. Seu artigo especulava que a vacina tríplice poderia estar ligada a uma síndrome comportamental que incluía sintomas de autismo. Embora a publicidade em torno do artigo de

Wakefield tenha provocado uma queda dramática na vacinação contra o sarampo, o próprio artigo concluía: "Não provamos uma associação entre a vacina contra sarampo, caxumba e rubéola e a síndrome descrita" e a principal conclusão era que seriam necessárias mais pesquisas.

Ao longo da década seguinte, vários estudos não conseguiriam encontrar uma relação entre a vacina tríplice e o autismo, e até mesmo pesquisadores simpáticos à hipótese de Wakefield foram incapazes de reproduzir seu trabalho. Em 2004, um jornalista investigativo descobriu que a pesquisa de Wakefield fora paga por um advogado que preparava um processo contra um fabricante de vacinas.[59] E, em 2007, o Conselho Geral de Medicina da Grã-Bretanha iniciou uma investigação sobre a ética de Wakefield que concluiu com a decisão de que sua conduta foi "irresponsável e desonesta", que ele havia submetido crianças a procedimentos invasivos desnecessários e que havia "violado repetidamente princípios fundamentais da pesquisa em medicina".[60] Wakefield não poderia mais exercer a medicina na Grã-Bretanha, mas já havia emigrado para os Estados Unidos. "É dessa maneira que o sistema lida com a dissidência", Wakefield diria do veredicto, que classificou de perseguição. Sua pesquisa estava sendo suprimida, reiterou, porque ele ousara dar ouvido aos pais, "em particular à associação que os pais faziam com a vacina".[61]

Até mesmo uma mulher modestamente informada que der uma olhada nos contornos de uma história abreviada da medicina pode perceber que uma boa parte do que passou por ciência nos últimos duzentos anos, em particular no que diz respeito às mulheres, foi menos produto de investigação científica do que o refugo da ciência readaptado para apoiar ideologias já existentes. Nessa tradição, o estudo de Wakefield avançou uma hipótese que já estava no ar, uma hipótese que tinha uma atração especial para as mulheres ainda assombradas pelo legado da teoria da mãe-geladeira. Aqueles que passaram a usar o trabalho inconclusivo de Wakefield para sustentar a ideia de que as vacinas causam autismo não são tão culpados de ignorância ou negação da ciência quanto de usar a ciência fraca como ela sempre foi usada: para dar credibilidade falsa a uma ideia em que queremos acreditar por outras razões.

Acreditar que a vacinação causa doenças devastadoras nos permite contar a nós mesmos uma história que já conhecemos: aquilo que cura pode provocar dano, e a soma da ciência nem sempre é progresso. "As mulheres sabem muito bem que o conhecimento das ciências naturais tem sido usado no interesse de nossa dominação e não de nossa libertação", escreve Donna Haraway. E esse entendimento, observa ela, pode nos tornar menos vulneráveis às alegações sedutoras de verdade absoluta que são feitas às vezes em nome da ciência. Mas também pode nos levar a subestimar o lugar e a importância do conhecimento científico. Precisamos da ciência, adverte Haraway. Quando não se baseia na dominação social, a ciência pode ser libertadora.

É difícil encontrar um relato histórico da varíola sem a palavra "sujeira". No século XIX, a varíola era amplamente considerada uma doença da imundície, o que significa que era, em grande medida, entendida como uma doença dos pobres. De acordo com a teoria da sujeira, as doenças contagiosas eram provocadas pelo ar ruim que ficara viciado devido a excrementos ou podridão. As condições sanitárias dos pobres urbanos ameaçavam a classe média, que fechava as janelas para se proteger do ar que soprava dos cortiços. Pensava-se que a sujeira era responsável não somente pelas doenças, mas também pela imoralidade.[62] "Impura! Impura!", lamenta-se a heroína de *Drácula* ao descobrir que foi mordida pelo vampiro, e seu desespero se deve tanto ao destino de seu corpo como ao de sua alma.

A teoria da sujeira acabou por ser substituída pela teoria dos germes, uma compreensão superior da natureza do contágio, mas a teoria da sujeira não era inteiramente errada ou inútil. O esgoto puro correndo pelas ruas pode certamente disseminar doenças, embora a varíola não seja uma delas, e as reformas de saneamento inspiradas pela teoria da sujeira reduziram drasticamente a incidência de cólera, tifo e peste bubônica. A água potável limpa estava entre as mais significativas dessas reformas. A reversão do rio Chicago, por exemplo, para que o esgoto despejado no seu leito não fosse levado diretamente para o lago Michigan, origem do suprimento de água potável da cidade, trouxe alguns benefícios óbvios para os cidadãos de Chicago.

Muito tempo depois da reversão desse rio, as mães que encontro nas praias do lago Michigan não estão muito preocupadas com a sujeira. A maioria acredita que a sujeira é boa para os nossos filhos, mas algumas não confiam na grama dos parques, que pode ou não ter sido tratada com produtos químicos tóxicos. A ideia de que as toxinas, em vez da sujeira ou dos germes, são a causa que está na raiz da maioria das moléstias é uma teoria popular da doença entre pessoas como eu. As toxinas que nos preocupam variam do resíduo de pesticidas ao xarope de milho com muita frutose, e entre as substâncias particularmente suspeitas está o bisfenol A (BPA) que reveste nossas latas de latão, os ftalatos presentes em nossos xampus e os triclorados que estão em nossos sofás e colchões.

Eu já praticava alguma toxicologia intuitiva antes da gravidez, mas mergulhei profundamente nela depois que meu filho nasceu. Descobri que, enquanto uma criança só toma leite materno, pode-se desfrutar da ilusão de um sistema fechado, um corpo que ainda não está em diálogo com as impurezas da fazenda e da fábrica. Absorta no romance do corpo imaculado, lembro-me da agonia que senti quando meu filho bebeu água pela primeira vez. "Impura! Impura!", gritou meu cérebro.

"Ele era puro demais", disse uma mãe de Baltimore sobre seu filho, que teve leucemia quando criança.[63] A mãe culpou os poluentes nas vacinas pela doença dele e a si mesma por ter permitido que ele fosse vacinado. Os receios de que o formaldeído proveniente de vacinas possa causar câncer são semelhantes aos temores em relação ao mercúrio e ao alumínio, na medida em que eles aderem a quantidades minúsculas das substâncias em questão, quantidades consideravelmente menores do que as de outras fontes comuns de exposição à mesma substância. O formaldeído está no escapamento do automóvel e na fumaça do cigarro, bem como em sacos e toalhas de papel, e é liberado por fogões a gás e lareiras abertas. Muitas vacinas contêm vestígios do formaldeído utilizado para inativar vírus, e isso pode ser alarmante para aqueles de nós que associam formaldeído a sapos mortos em frascos de vidro. As grandes concentrações são de fato tóxicas, mas o formaldeído é um produto do nosso corpo, essencial para o nosso metabolismo, e a quantidade de formaldeído que já circula em nossos sistemas é consideravelmente maior do que aquela que recebemos pela vacinação.

Quanto ao mercúrio, uma criança será com quase certeza mais exposta a ele em seu ambiente imediato do que na vacinação. Isso também vale para o alumínio, que é frequentemente utilizado como adjuvante em vacinas para intensificar a resposta imunitária. O alumínio está num monte de coisas, inclusive em frutas e cereais, bem como, novamente, no leite materno. No fim das contas, o leite materno é tão poluído quanto o nosso ambiente em geral. Uma análise laboratorial do leite materno detectou diluentes de tinta, líquidos de limpeza a seco, retardadores de chama, pesticidas e combustível de foguetes. "A maioria desses produtos químicos encontra-se em quantidades microscópicas", observa a jornalista Florence Williams, "mas se o leite humano fosse vendido no supermercado local, alguns estoques excederiam os níveis federais de segurança alimentar para resíduos de DDT e PCBs [bifenilos policlorados]."[64]

A definição de "toxina" pode ser um tanto surpreendente para quem se acostumou a ouvir a palavra no contexto de retardadores de chama e parabenos. Embora a palavra seja agora usada com frequência para se referir a produtos químicos artificiais, o significado mais preciso do termo ainda é reservado para venenos biologicamente produzidos. A toxina da coqueluche, por exemplo, é responsável por danos aos pulmões que podem fazer com que a tosse permaneça por meses depois que as bactérias que a produziram foram mortas por antibióticos. A toxina da difteria é um veneno potente o bastante para provocar falência maciça dos órgãos, e o tétano produz uma neurotoxina mortal. A vacinação agora nos protege contra todas essas toxinas.

"Toxoide" é o termo usado para uma toxina que foi submetida a um tratamento químico para deixar de ser tóxica, mas a existência de uma classe de vacinas chamadas *toxoides* provavelmente não ajuda a acabar com a preocupação generalizada de que a vacinação é uma fonte de toxicidade. Barbara Loe Fisher, defensora do consumidor,[65] apoia rotineiramente esses receios, referindo-se às vacinas como "substâncias biológicas de toxicidade desconhecida", clamando por conservantes não tóxicos e mais estudos sobre a "toxicidade de todos os outros aditivos vacinais" e seus potenciais "efeitos tóxicos cumulativos".[66] A toxicidade de que ela fala é imprecisa, variando dos componentes biológicos das vacinas aos seus conservantes, e depois a uma questão de acumulação que implica não apenas vacinas, mas também a toxicidade do meio ambiente em geral.[67]

Nesse contexto, o medo da toxicidade me parece uma velha ansiedade com um nome novo. Onde a palavra "sujeira" sugeria outrora, com seu ar moralista, os males da carne, a palavra "tóxico" condena agora os males químicos do nosso mundo industrial. Isso não quer dizer que as preocupações com a poluição ambiental não sejam justificadas – tal como a teoria da sujeira, a teoria da toxicidade está ancorada em perigos legítimos –, mas que o modo como pensamos sobre a toxicidade tem alguma semelhança com a maneira como pensávamos sobre a sujeira. Ambas as teorias permitem que seus defensores mantenham um sentimento de controle sobre sua própria saúde ao buscar a pureza pessoal. Para o teórico da sujeira, isso significava um retiro dentro de casa, onde cortinas e persianas pesadas poderiam impedir a entrada do cheiro dos pobres e seus problemas. Nossa versão desse fechamento se realiza agora mediante a compra de água purificada, purificadores de ar e alimentos produzidos com a promessa de pureza.

A pureza, especialmente a pureza corporal, é o conceito aparentemente inocente por trás de algumas das mais sinistras ações sociais do século passado. A paixão pela pureza corporal impulsionou o movimento eugenista, que levou à esterilização de mulheres cegas, negras ou pobres. As preocupações com a pureza corporal estavam por trás das leis de mestiçagem que persistiram mais de um século após a abolição da escravidão e por trás de leis de sodomia que foram recentemente declaradas inconstitucionais. A solidariedade entre os homens foi bastante sacrificada na busca por preservar algum tipo de pureza imaginada.

Se ainda não sabemos exatamente o que a presença de uma vasta gama de produtos químicos no sangue do cordão umbilical e no leite materno pode significar para o futuro da saúde das nossas crianças, pelo menos sabemos que não somos mais limpos do que o meio ambiente em geral, nem ao nascer. Já estamos todos contaminados. Temos mais micro-organismos em nossas entranhas do que células em nossos corpos – estamos cobertos por bactérias e cheios de produtos químicos. Em outras palavras, damos continuidade a tudo que existe na Terra. Inclusive, e especialmente, uns aos outros.

Nas semanas seguintes ao nascimento do meu filho, um vento de março soprou do lago e atravessou nosso apartamento, onde todas as noites eu ficava sentada por horas, numa cadeira de balanço de madeira dura, balançando meu bebê inquieto e olhando as janelas pelas quais mal conseguia ver as sombras dos galhos das árvores sacudindo ao vento. A cadeira rangia, o vento gemia, escutei uma batida no vidro e um bater de asas em torno do peitoril, e tive certeza de que um vampiro estava lá, tentando entrar. No dia seguinte, eu lembraria que havia um mastro perto daquela janela, com uma bandeira que tremulava e uma linha que batia, mas naquele momento senti terror. Só me acalmei com minha crença, inculcada por um então recente filme de vampiros, de que o vampiro não poderia entrar sem minha permissão.

Eu evitava espelhos no escuro, quando dormia tinha pesadelos sangrentos que me acordavam e via coisas que estavam paradas se movendo. Durante o dia, comecei a pensar que o lago estava cantando para mim. Era um único tom baixo que só eu podia ouvir. Fiquei tão preocupada quanto confortada com isso. Eu mantinha duas jarras grandes de água potável sobre a mesa, ao lado da cadeira de balanço. Olhando para as jarras enquanto amamentava o bebê, lembrei-me de ter sido informada no hospital que havia perdido dois litros de sangue. Era um mistério para mim como alguém poderia saber quanto sangue eu perdera, porque ele foi todo para o chão. Muito mais tarde, meu marido me descreveria o som que o sangue fazia, o chape-chape das pequenas ondas que caíam enquanto o sangue empoçava e as enfermeiras tentavam segurá-lo na poça com toalhas. Mas nunca vi nada disso, nem sequer ouvi o som da queda do sangue, então as duas jarras de vidro eram minha única medida do que eu tinha perdido.

Na época, os vampiros estavam na moda. *True Blood* era uma nova série de televisão e *Diários de um vampiro* estava prestes a estrear, enquanto a saga de *Crepúsculo* se desenrolava numa série de livros que não li, seguida de filmes que não vi. Um carro estacionado na minha rua tinha um adesivo que dizia "*Blood is the new black*" [Sangue é o novo preto], e na minha primeira visita à livraria depois de dar à luz notei uma nova seção dedicada exclusivamente a romances de vampiros para adolescentes. Os vampiros faziam parte do *zeitgeist*, mas como mãe recente acabei me aficcionando por eles em parte porque eram uma maneira de eu pensar em outra coisa. O vampiro era uma metáfora, embora seja difícil dizer se uma metáfora do meu bebê ou de mim. Meu bebê dormia de dia e acordava à noite para se alimentar de mim, às vezes tirando sangue com suas mandíbulas desdentadas. Ficava mais vigoroso a cada dia, enquanto eu continuava fraca e pálida. Mas estava vivendo de sangue que não era meu.

Imediatamente após o nascimento do meu filho, em um parto que não teve outras complicações, meu útero inverteu, estourando vasos capilares e derramando sangue.[68] Depois de dar à luz sem qualquer intervenção médica, sem analgésicos ou terapia intravenosa, fui levada às pressas para cirurgia e recebi anestesia geral. Acordei desorientada, tremendo muito sob uma pilha de cobertores aquecidos. "Isso acontece com todas as que vêm aqui", observou minha parteira de um lugar claro e enevoado acima de mim, reforçando inadvertidamente meu sentimento de que, na verdade, tinha descido às margens do rio Estige. "Que lugar é este?", eu me perguntava. Eu estava muito fraca para me mexer muito, mas, quando tentei, descobri que meu corpo estava preso a tubos e fios – eu tinha uma via intravenosa em cada braço, um cateter na perna, monitores no peito e uma máscara de oxigênio no rosto.

Sozinha na sala de recuperação, caí no sono e acordei com a sensação de que tinha parado de respirar. Máquinas apitavam ao meu redor. Uma enfermeira mexia nas máquinas e disse que achava que elas poderiam não estar funcionando muito bem, porque pareciam indicar que eu parara de respirar. Tossi e não consegui recuperar o fôlego, lutando para dizer "Me ajuda" antes de desmaiar. Um médico estava ao pé da minha cama quando voltei a mim e decidiu que eu receberia uma transfusão. Isso animou a enfermeira, que me disse que as transfusões são mágicas. Ela havia visto a cor voltar em pessoas cinzentas depois de terem recebido transfusões e pessoas que não conseguiam se mover, sentar e pedir comida. Sem usar as palavras "vida" ou "morte", ela deixou transparecer que tinha visto mortos voltarem à vida.

Não senti que estava voltando à vida quando o sangue refrigerado entrou em minhas veias. Senti uma dor fria e sinistra se espalhando do meu braço para o meu peito. "Em geral, as pessoas não estão acordadas quando fazemos isso", disse o médico quando mencionei a temperatura do sangue. Ele estava precariamente de pé sobre um banquinho com rodas, improvisando um equipamento que segurava a bolsa de sangue mais perto do teto para que a gravidade o puxasse para dentro do meu corpo com mais rapidez. De acordo com a política hospitalar, meu bebê não podia estar na sala de recuperação comigo e o médico não podia mudar isso, mas ele poderia tentar inventar uma maneira de fazer com que o sangue entrasse em mim mais rápido para que eu pudesse sair da sala de recuperação mais cedo. Minha visão começou a enegrecer nos cantos, meu estômago se revirou e o quarto girava ao meu redor. Tudo isso era normal, disse-me o médico, e acrescentou: "Lembre-se, não é o seu sangue".

Há muitas explicações para o medo extremo que senti nas semanas posteriores ao nascimento do meu filho: eu era mãe recente, estava longe da minha família, estava anêmica e delirava de fadiga. Mas a verdadeira fonte do meu medo me escapou até meses mais tarde, quando saí pelo lago Michigan em minha pequena canoa feita de madeira vergada, coberta com uma lona transparente. Eu estivera muitas vezes no lago com aquele barco e nunca sentira medo, mas dessa vez meu sangue latejava em meus ouvidos. Eu tinha acabado de me dar conta da imensidão de água debaixo de mim, de sua vasta e fria profundidade, e estava dolorosamente consciente da fragilidade do meu barco. "Oh", pensei, com certa decepção, "estou com medo da morte".

Os vampiros são imortais, mas não estão exatamente vivos. "Morto-vivo" é o termo que Bram Stoker usou para definir Drácula. Frankensteins, zumbis e quaisquer outros cadáveres animados são todos mortos-vivos, em vez de imortais à maneira dos deuses gregos. O termo "morto-vivo" me divertiu nos meses em que eu me recuperava do nascimento do meu filho, um período em que eu frequentemente encontrava motivos para pensar nisso. Eu estava viva, e grata por isso, mas me sentia inteiramente morta-viva.

Injetaram nitroglicerina em mim durante a cirurgia que reparou meu útero. "A mesma coisa que é usada em bombas", disse minha parteira. Eu queria os tubos intravenosos fora dos meus braços assim que saísse da sala de recuperação, para que pudesse segurar meu filho confortavelmente, mas a parteira explicou que eu precisava de antibióticos por via intravenosa para evitar infecção. "As mãos de muita gente passaram por você", disse ela com franqueza. Algumas das mãos eram dela, para ajudar a tirar o bebê e a placenta de mim, mas também houve a minha cirurgia, que foi realizada exclusivamente com mãos humanas, sem deixar incisões. Quando fiquei sabendo disso, me pareceu tanto mágico como prosaico que a tecnologia que me salvou fosse simplesmente as mãos. Naturalmente, nossa tecnologia somos *nós*.

"As mãos de muita gente passaram por você" é uma frase que eu ouviria em minha cabeça por muito tempo após a cirurgia, junto com "Lembre-se, não é o seu sangue". Como toda gravidez, a minha tinha me preparado para entender que meu corpo não era só meu e que seus limites eram mais porosos do que eu jamais tinha pensado. Não aceitei facilmente essa ideia e fiquei consternada com a quantidade de metáforas de violência política que me ocorreram quando eu estava grávida – invasão, ocupação e colonização. Mas, durante o parto, quando a violência ao meu corpo foi maior, eu estava mais consciente não de como é feia a dependência de um corpo em relação a outros corpos, mas da beleza disso. Tudo o que me aconteceu no hospital depois do parto do meu filho, mesmo coisas que eu entendo agora como frias ou brutais, eu as experimentei naquela época como radiante de humanidade. Alarmes soaram por mim, os médicos correram para mim, bolsas de sangue foram instaladas para mim, seguraram lascas de gelo junto aos meus lábios. Mãos humanas estavam em mim e em tudo que me tocava – na nitroglicerina, nas máquinas que monitoravam minha respiração, no sangue que não era meu.

"Se você quiser entender qualquer momento da história, ou qualquer momento cultural, basta olhar para seus vampiros", diz Eric Nuzum, autor de *The Dead Travel Fast*. Nossos vampiros não são como os vampiros vitorianos desapiedados, que tinham uma queda pelo sangue de bebês e não pareciam se sentir mal quanto a isso. Nossos vampiros estão cheios de conflitos. Alguns deles passam fome em vez de se alimentar de seres humanos, e alguns deles bebem sangue sintético. "Quase todos esses vampiros atuais estão lutando para serem *morais*", observou a jornalista Margot Adler depois de mergulhar em romances e programas de televisão sobre vampiros, durante meses após a morte de seu marido. "É convencional falar sobre vampiros como seres sexuais, com seus poderes hipnóticos, suas penetrações íntimas, seu hábito de beber sangue e assim por diante", ela escreveu. "Mas a maioria dos vampiros modernos fala menos de sexo do que de poder."[69]

O poder é evidentemente vampírico. Gostamos dele somente porque alguém não gosta. O poder é o que os filósofos chamariam de um bem posicional, ou seja, seu valor é determinado pelo quanto temos dele em comparação com outras pessoas. O privilégio também é um bem posicional, e há quem argumente que o mesmo acontece com a saúde.[70]

Nossos vampiros, sejam eles o que forem, continuam a ser um lembrete de que nossos corpos são penetráveis. Um lembrete de que nos alimentamos uns dos outros, de que precisamos uns dos outros para viver. Nossos vampiros refletem tanto nossos terríveis apetites como nossa contenção angustiada. Quando lutam contra sua necessidade de sangue, nossos vampiros nos dão uma ideia daquilo que pedimos uns aos outros para viver.

Meu pai tem uma cicatriz no braço esquerdo causada pela vacina contra varíola que ele tomou há mais de meio século. Essa vacina é responsável pela erradicação mundial da varíola: o último caso de infecção natural ocorreu no ano em que nasci. Três anos depois, em 1980, a doença que havia matado mais pessoas no século XX do que todas as guerras daquele século foi oficialmente declarada extinta no planeta.

O vírus da varíola existe agora somente em dois laboratórios, um nos Estados Unidos e outro na Rússia. Logo após a erradicação da varíola, a Organização Mundial da Saúde estabeleceu uma série de prazos para a destruição desses armazenamentos, mas nenhum dos dois países obedeceu. Em 2011, numa discussão sobre essa questão, os Estados Unidos defenderam ficar por mais tempo com o vírus para que uma vacina melhor pudesse ser desenvolvida, apenas por segurança. Hoje, a varíola deixou de ser uma doença e é apenas uma arma potencial. E, mesmo que as últimas reservas sejam destruídas, ela pode continuar a ser uma arma. Há muita coisa que não sabemos sobre a varíola, inclusive o motivo de ela ser uma doença tão virulenta, mas sabemos o suficiente, em teoria, para ressuscitá-la em laboratório. "Nosso conhecimento dá ao vírus seu tipo próprio de imortalidade", observa Carl Zimmer.[71]

Trinta anos depois que a vacinação de rotina contra a varíola cessou nos Estados Unidos, o governo pediu aos pesquisadores da Universidade de Iowa que testassem a eficácia das reservas restantes da vacina.[72] Isso aconteceu no momento crítico posterior ao Onze de Setembro, quando todos os possíveis ataques terroristas foram previstos, inclusive o uso da varíola como arma biológica. A vacina contra a varíola mostrou-se eficaz mesmo depois de armazenada durante décadas e diluída para aumentar a oferta. Mas os resultados da experiência, diz Patricia Winokur, diretora da Unidade de Pesquisa e Educação em Vacinas da universidade, foram "inaceitáveis pelos padrões atuais". Um terço das pessoas que receberam a vacina sofreu febre ou erupções graves e, em alguns casos, ficaram doentes por vários dias.

Aquela vacina eliminou a varíola, mas continua sendo muito mais perigosa do que qualquer vacina atualmente em nosso calendário para a infância. O risco de morte após a vacinação contra a varíola, segundo uma estimativa, é de cerca de um em 1 milhão. E o risco de hospitalização é de cerca de um em cada 100 mil. Muitas das crianças da geração do meu pai assumiram esse risco. Elas foram a geração dos Pioneiros da Poliomielite, as 650 mil crianças de todo o país cujos pais as apresentaram como voluntárias para testar a primeira vacina contra a pólio. Isso foi depois de Jonas Salk ter testado a vacina em si mesmo e em seus três filhos. Eu vi fotografias dos Pioneiros da Poliomielite, escolares apenas um pouco mais velhos do que meu filho, em filas com as mangas das camisas arregaçadas, sorrindo para a câmera.

"Eles tinham medo da pólio e da bomba", escreve Jane Smith sobre seus pais, "e tendiam a pensar nelas nos mesmos termos, como forças súbitas que atacariam sem aviso e destruiriam a vida deles e de seus filhos". Os Pioneiros da Poliomielite nasceram depois de Hiroshima, e seus pais, em muitos casos, tinham sido convocados para a guerra. Os formulários de autorização que assinaram para que seus filhos recebessem a vacina experimental não pediam consentimento, mas permitiam a eles que "pedissem" para fazer parte do experimento.[73] É difícil imaginar os pais fazendo agora esse pedido. Costumamos pedir que se façam mais testes com as vacinas, e mais experiências com seres humanos, mas a suposição não dita é que não pretendemos que nossos filhos sejam as cobaias desses experimentos.

É provável que a poliomielite seja a próxima doença a ser erradicada através da vacinação, embora esse projeto tenha se revelado mais difícil do que a erradicação da varíola. Ao contrário das pessoas com varíola, a maioria das pessoas que contraem pólio a carregam sem sintomas e nunca desenvolvem paralisia, mas podem passar a doença para outras pessoas. Não há uma erupção muito visível que possa ser usada para identificar e pôr em quarentena cada caso, como ocorre com a varíola, de modo que a erradicação da pólio é mais dependente da vacinação universal.

Hoje em dia, a pólio é endêmica somente no Paquistão, no Afeganistão e na Nigéria. A campanha de erradicação da poliomielite na Nigéria chegou a um impasse temporário em 2003, quando líderes religiosos e políticos daquele país estimularam temores de que se tratava de um complô das potências ocidentais para esterilizar crianças muçulmanas. "Acreditamos que os Hitler modernos adulteraram deliberadamente as vacinas contra a pólio com drogas contra a fertilidade e contaminaram-nas com certos vírus que são conhecidos por causar o HIV e a Aids", afirmou o presidente do Conselho Supremo da Xaria na Nigéria, pedindo aos pais que recusassem a vacinação.

Numa época de crescente agressão do Ocidente contra as nações muçulmanas, observa a antropóloga Maryam Yahya, os muçulmanos da Nigéria estavam estabelecendo uma conexão entre a invasão do Iraque e do Afeganistão e a invasão de suas casas por vacinadores de porta em porta. E, uma vez que a pólio era endêmica em uma região do país de ampla maioria muçulmana, a campanha contra a pólio parecia estar desproporcionalmente direcionada aos muçulmanos. Havia também a incerteza criada pela fratura do próprio Estado nigeriano. Quando testaram a vacina oral contra a pólio para avaliar a presença de uma quantidade de estrogênio que pudesse afetar a fertilidade, grupos políticos opostos produziram resultados diferentes: um não encontrou nada, o outro encontrou traços. E havia também a falta de assistência primária à saúde em todo o país. Segundo Yahya, "o povo nigeriano está pasmo com o fato de o governo federal, com o apoio da comunidade internacional, gastar enormes recursos em vacinas 'gratuitas' contra a poliomielite quando medicamentos básicos para tratar até mesmo doenças menores estão fora do alcance da pessoa comum". No afã de erradicar a pólio, outras doenças evitáveis, como o sarampo, não receberam a mesma atenção, ainda que matassem mais crianças.

"O que fica cada vez mais claro nessas conversas", escreve Yahya sobre seu trabalho de campo na Nigéria, "é uma falta de confiança no governo e no Ocidente, retratados por muitos como 'parceiros no crime'". Essa desconfiança, adverte ela, não deveria ser desprezada e os boatos sobre a vacinação deveriam ser entendidos como "um idioma que cristaliza comentários válidos sobre a experiência política em cenários coloniais e pós-coloniais". Em 2004, menos de um ano após o início do boicote, a Nigéria já se tornara o centro da transmissão de poliomielite para o mundo. A doença se espalhou para dezessete países, entre eles Benin, Botswana, Burkina Faso, Camarões, República Centro-Africana, Chade, Costa do Marfim, Etiópia, Gana, Guiné, Mali, Sudão e Togo. O boicote terminou depois que as autoridades nigerianas aprovaram o uso da vacina contra a pólio produzida por uma empresa sediada em um país muçulmano.[74]

Em 2012, um líder talibã no norte do Paquistão proibiu a vacinação contra a pólio em sua região até que os Estados Unidos parassem os ataques com drones. As campanhas de vacinação, segundo ele, eram uma forma de espionagem americana. Embora parecido com os rumores de complôs secretos na Nigéria, esse caso foi, infelizmente, comprovado com mais facilidade. Na perseguição a Osama bin Laden, a CIA havia usado uma falsa campanha de vacinação – administrando a vacina contra hepatite B verdadeira, mas não as três doses necessárias para a imunidade – para coletar dados de DNA com o objetivo de ajudar a descobrir a localização de Bin Laden. Essa enganação, como outros atos de guerra, custaria a vida de mulheres e crianças. As Lady Health Workers do Paquistão, uma equipe de mais de 110 mil mulheres treinadas para oferecer serviços de saúde de porta em porta, já haviam sofrido anos de intimidação brutal pelo talibã e definitivamente não precisavam ser associadas à CIA. Não muito tempo depois que o talibã proibiu a imunização, nove vacinadores contra a pólio, cinco deles mulheres, foram assassinados em uma série coordenada de ataques.

A campanha contra a pólio no Paquistão foi suspensa após os assassinatos, mas quando foi retomada voltaram os assassinatos no Paquistão e na Nigéria. Nove vacinadores contra a pólio foram mortos a tiros na Nigéria em 2013 e, no momento em que este livro estava sendo escrito, 22 trabalhadores da saúde foram mortos no Paquistão. Durante a suspensão da campanha de vacinação, descobriu-se o vírus da poliomielite do Paquistão em amostras de esgotos do Egito, que estava livre dessa doença há quase uma década. Depois disso, a pólio foi encontrada em Israel, na faixa de Gaza e na Cisjordânia e paralisou treze crianças na Síria. A capacidade da pólio de cruzar as fronteiras nacionais faz parte do que torna a recusa da vacinação uma arma viável na guerra internacional.[75]

Numa cena de *Apocalypse Now* mais assustadora do que qualquer outra coisa que Francis Ford Coppola invocou para sua adaptação de *Drácula*, o coronel Kurtz conta que retornou a um acampamento onde ajudara a vacinar crianças contra a pólio e descobriu que os braços das crianças tinham sido cortados. "Eles estavam lá numa pilha, uma pilha de bracinhos." Tratava-se da pilha de bracinhos que era a Guerra do Vietnã, que lembrava, por meio de *O coração das trevas*, as pilhas de mãos humanas que eram o Congo Belga.

Voltei a pensar naqueles bracinhos e mãos humanas quando uma amiga minha que nasceu no Vietnã durante a guerra me contou que foi exposta ao agente laranja no útero. Depois de vir para os Estados Unidos, ela não vacinou seus filhos quando bebês, por uma série de razões, inclusive a sensação de que não era seguro. Discordei dela meio constrangida, sabendo que minha compreensão da segurança tinha sido forjada numa vida mais protegida do que a dela. Eu não poderia pedir a ela para arriscar seus filhos em benefício dos cidadãos do país que a pôs em perigo. Decidi que o melhor que eu poderia fazer era esperar que o corpo do meu filho ajudasse a protegê-los da doença. A vacinação pode ser recrutada para atos de guerra, mas ela ainda pode ser útil em obras de amor.

Na primavera de 1956, uma menina de cinco anos foi hospitalizada em Minamata, Japão, com dificuldade para andar e falar e com convulsões. Sua irmã mais nova deu entrada no hospital dois dias depois com os mesmos sintomas, e mais oito pessoas foram hospitalizadas em seguida. Ao investigar a misteriosa epidemia, as autoridades de saúde descobriram que gatos estavam tendo convulsões e ficando loucos, corvos caíam do céu e peixes flutuavam na baía. A fábrica de produtos químicos de Minamata estava despejando águas residuais contaminadas com metilmercúrio na baía, onde essa substância se acumulava nos peixes e mariscos que as pessoas comiam. Mães saudáveis estavam dando à luz bebês com danos neurológicos, e milhares de pessoas acabariam por sofrer envenenamento por mercúrio.[76]

Em 2013, deram o nome de Minamata ao tratado global que proibia o mercúrio. O tratado garantia que as minas de mercúrio seriam eliminadas até 2020, as emissões das usinas seriam controladas e muitos produtos que continham mercúrio, entre eles baterias, lâmpadas, cosméticos e pesticidas, não seriam mais fabricados, importados ou exportados. Conforme observou o diretor do Programa das Nações Unidas para o Meio Ambiente, o mundo todo seria beneficiado.

Uma das mais notáveis exceções da proibição foi a do timerosal, o conservante etilmercúrio utilizado em algumas vacinas.[77] A Organização Mundial da Saúde recomendou que o timerosal fosse excluído da proibição no interesse da saúde global, e a Academia Americana de Pediatras (AAP) apoiou a recomendação. Como observaram dois membros da AAP, foi uma "inversão significativa" de sua posição de 1999, quando pediram a retirada do timerosal das vacinas infantis americanas. Essa inversão desencadearia acusações de que os Estados Unidos estavam tranquilos em relação ao mercúrio nas vacinas de outros povos, mas não no que dizia respeito a sua população. A implicação era que os americanos estavam sujeitando o resto do mundo a seus resíduos perigosos, o que era fácil de acreditar porque era verdade em outros contextos.

A declaração de 1999 da AAP recomendava suspender o uso do timerosal enquanto sua segurança era avaliada, mas a declaração não expressava muita preocupação com o conservante. O timerosal, como observou a AAP, era usado em vacinas desde a década de 1930. Poucos indícios apontavam que fosse perigoso, mas também poucos indícios indicavam, na época, que era seguro. Uma revisão mais ampla da exposição ao mercúrio estava em andamento, e a AAP fez sua declaração pouco depois de a FDA descobrir que a exposição total ao etilmercúrio de uma criança que obedecesse ao calendário completo de vacinação poderia ultrapassar um limite federal para metilmercúrio, o tipo de mercúrio que causara o envenenamento em Minamata. Pesquisas posteriores revelaram "diferenças profundas" entre o etil e o metilmercúrio, sendo uma das mais importantes que o etilmercúrio não está associado aos efeitos neurotóxicos do metilmercúrio. Refletindo sobre a pesquisa que fora realizada nos treze anos decorridos desde a declaração da AAP sobre timerosal, um artigo de 2012 da revista *Pediatrics* concluiu: "Não há nenhuma prova científica confiável de que o uso de timerosal em vacinas represente qualquer risco para a saúde humana". [78]

Em 120 países, vacinas contendo timerosal são atualmente usadas para salvar um número estimado de 1,4 milhão de vidas a cada ano. O timerosal é essencial para as vacinas de dose múltipla, que são menos dispendiosas de produzir, armazenar e enviar do que as vacinas de dose única. Alguns países preferem vacinas de dose múltipla, não só porque elas têm uma relação custo-benefício melhor e produzem menos resíduos do que as vacinas de dose única, mas também porque não necessitam de refrigeração. Existem lugares, principalmente em países mais pobres, onde a proibição do timerosal significaria efetivamente uma proibição da vacinação contra difteria, coqueluche, hepatite B e tétano.

Se soubéssemos então o que sabemos agora, disse o ex-presidente da AAP, a decisão de 1999 sobre o timerosal nunca teria sido tomada. Talvez, embora a declaração da AAP tenha sido feita em reação não somente à falta de dados sobre a substância, mas também devido ao clima social da época. O estudo de Andrew Wakefield realizado em 1998, que ligava a vacina tríplice ao autismo, estava provocando uma cascata de pânico, aumentando o alarme que já fora soado por um estudo de 1981 que sugeria que a vacina contra difteria, tétano e coqueluche causava danos cerebrais. Estudos posteriores realizados na Inglaterra, na Dinamarca e nos Estados Unidos refutaram essa conclusão, mas nenhuma descoberta nova conseguiu desligar o alarme. A declaração da AAP, um esforço para preservar a confiança nas vacinas, acabaria por ser usada para exportar ansiedades americanas.

No caso de uma pandemia, o timerosal, que permite a produção e a distribuição mais rápida de vacinas, pode ser essencial tanto nos Estados Unidos como em outros países. Por enquanto, usamos vacinas caras de dose única pela mesma razão que muitos outros países ricos o fazem: porque podemos. SafeMinds, um grupo de defesa do autismo que esteve entre os opositores mais veementes à exceção para o timerosal no tratado de Minamata, sugeriu várias vezes que ela foi motivada por dinheiro. E de fato foi, no sentido de ter sido influenciada pela necessidade de haver vacinação acessível em países de baixa renda. Os grupos que se opuseram à exceção, como observariam pesquisadores de saúde global na *Pediatrics*, eram todos grupos não governamentais, como a SafeMinds, de países de alta renda, onde as taxas de vacinação não seriam afetadas pela proibição do timerosal.[79] Os países mais ricos podem se dar ao luxo de cultivar temores que o resto do mundo não pode.

"O capital", escreveu Karl Marx, "é trabalho morto, que, como um vampiro, se reanima sugando trabalho vivo, e quanto mais o suga, mais forte se torna". Vampiros chupavam o sangue de pessoas adormecidas na Grécia Antiga e disseminavam a peste na Europa medieval, mas depois da Revolução Industrial os romances começaram a apresentar um novo tipo de vampiro, o cavalheiro bem-vestido que se tornaria um emblema duradouro do capitalismo. Durante sua campanha presidencial de 2012, o executivo do capital de risco Mitt Romney, cuja condição de vivo ou de morto-vivo foi objeto de algum debate razoável, foi comparado com frequência a um vampiro. Depois de se transformar num "abutre capitalista" nas primárias, ele se tornou um completo vampiro capitalista em anúncios de campanha de Barack Obama. "Era como um vampiro", disse um metalúrgico sobre a Bain Capital, empresa de que Romney era cofundador. "Ela chegou e sugou a vida de todos nós."

A ideia de um vampiro ambicioso que chupa a vida de trabalhadores honestos ressoou em um país onde a riqueza tinha sido recentemente sugada de quase todas as casas. O vampirismo estava por trás de uma crise imobiliária desencadeada por uma série de empréstimos predatórios a proprietários de casas que não tinham condições de pagar por eles. Esses empréstimos, empacotados e vendidos aos investidores, passaram a ser conhecidos como "ativos tóxicos" quando perderam seu valor.

A compreensão de que o próprio capital pode ser tóxico leva, quase inevitavelmente, ao medo do capitalismo que contamina todos os esforços. No final da pandemia de gripe H1N1 de 2009, quando ficou claro que a gripe não causara as altas taxas de mortalidade que as autoridades sanitárias haviam inicialmente receado, a presidente da comissão de saúde do Conselho da Europa acusou a Organização Mundial da Saúde de criar, em conluio com os grandes laboratórios, uma "falsa pandemia" para vender vacinas.[80] A OMS recebeu essa acusação com equanimidade e sua porta-voz disse: "A crítica faz parte de um ciclo de surtos".[81] A OMS convidou então 25 especialistas independentes em gripe, de 24 países, para avaliar suas ações durante a pandemia.

Ao ler o relatório elaborado por esses peritos, me detive longamente num trecho que propunha a criação de um fundo para atender às necessidades de assistência aos filhos de funcionários da OMS que poderiam ser convocados em caso de pandemia. Esse trecho era apenas uma observação paralela, uma nota menor de logística, mas o que me fez parar foi a evocação, por um momento, das vidas que existem por trás do esforço para controlar as doenças. É fácil esquecer que uma organização conhecida como WHO* é composta por indivíduos concretos, com filhos e preocupações de assistência infantil como as minhas.

Os peritos independentes não encontraram provas de que interesses comerciais tivessem influenciado a OMS ou tentado influenciá-la e nenhuma prova de que a OMS tivesse erroneamente exagerado a pandemia. O relatório deles explicava que uma das razões pelas quais algumas precauções tomadas pela OMS poderiam parecer, em retrospecto, desproporcionais à

---

* Sigla de World Health Organization (Organização Mundial da Saúde), mesma grafia do pronome "quem", em inglês. (N.T.)

ameaça real representada pela pandemia é que a organização vinha se preparando para um possível surto de gripe aviária H5N1, uma cepa altamente letal, e relatórios iniciais sugeriram que a taxa de mortalidade do H1N1 também poderia ser bastante elevada. "Os vírus da gripe são notoriamente imprevisíveis", disse o presidente da comissão na introdução ao relatório, acrescentando que dessa vez "tivemos sorte". E o relatório concluía: "Na opinião da Comissão, a inferência de alguns críticos de que as influências comerciais invisíveis devem explicar as ações da OMS ignora o poder do éthos básico de saúde pública de prevenir doenças e salvar vidas".[82]

Na medida em que é difícil imaginar um éthos que seja poderoso o suficiente para competir com o capitalismo, mesmo que esse éthos se baseie no valor inerente das vidas humanas, isso é sugestivo de como o capitalismo conseguiu limitar nossa imaginação. "Ocupem os sistemas imunológicos", brincou um amigo quando soube que eu estava escrevendo sobre a vacinação, mas não me dei conta de imediato da piada e passei algum tempo procurando na internet uma organização chamada Occupy Immune Systems. Não parecia improvável encontrar alguma. Naquele momento, o movimento Occupy estava transmitindo a declaração "Somos os 99%" de Wall Street para Chicago e San Francisco, tornando-se rapidamente um protesto global contra o capitalismo.

A imunidade é um espaço público. E pode ser ocupado por aqueles que optam por não transmitir a imunidade. Para algumas das mães que conheço, a recusa em vacinar faz parte de uma resistência mais ampla ao capitalismo. Mas a recusa da imunidade como uma forma de desobediência civil guarda uma semelhança inquietante com a própria estrutura que o movimento Occupy procura perturbar: o 1% de privilegiados está protegido do risco, enquanto suga os recursos dos outros 99%.

Drácula, publicado pouco depois do terceiro e último volume de *O capital* de Marx, submete-se com facilidade à interpretação marxista. "Como o capital, Drácula é impelido para um crescimento contínuo", escreve o crítico literário Franco Moretti, "uma expansão ilimitada de seu domínio: a acumulação é inerente à sua natureza".[83] O que torna Drácula aterrorizante, argumenta Moretti, não é que ele goste de sangue ou o aprecie, mas que precise de sangue.

O impulso para o capital, como *Drácula* sugere, é inerentemente desumano. Estamos justificados ao nos sentirmos ameaçados pela expansão ilimitada da indústria, estamos justificados em temer que nossos interesses sejam secundários aos interesses empresariais. Mas a recusa da vacinação enfraquece um sistema que não é típico do capitalismo. Trata-se de um sistema em que os encargos e os benefícios são partilhados por toda a população. A vacinação nos permite usar os produtos do capitalismo para fins contrários às pressões do capital.[84]

Ao observar que travamos guerras contra a pobreza, as drogas e o câncer, Susan Sontag escreve: "O abuso da metáfora militar talvez seja inevitável numa sociedade capitalista, uma sociedade que cada vez mais restringe o alcance e a credibilidade do apelo aos princípios éticos, que acha absurdo o indivíduo não sujeitar suas ações ao cálculo do interesse próprio e do lucro". Nessa sociedade, as medidas preventivas para proteger a saúde pública exigem justificações elaboradas. A guerra, sugere Sontag, é uma das poucas atividades em que não se espera que levemos em conta praticidade e despesa. Declarar uma guerra metafórica à doença é como justificamos a inevitável impraticabilidade de proteger os mais vulneráveis entre nós.

Meu filho tinha três anos quando o CDC divulgou sua estimativa de quantas pessoas no mundo morreram de H1N1 em 2009, quando ele era bebê. O número de mortes calculado pelo CDC, algo entre 150 mil e 575 mil,[85] fez com que a gravidade do vírus fosse comparável a um típico surto sazonal de gripe. Mas essa gripe havia matado os jovens de forma desproporcional. Nos Estados Unidos, dez vezes mais crianças morreram de H1N1 do que morrem num surto típico de gripe. Em todo o mundo, cerca de 9,7 milhões de anos de vida humana potencial perderam-se na pandemia.

"Siga o dinheiro", uma amiga minha diz, defendendo a teoria de que a vacinação é uma trama controlada por laboratórios para obter lucros com imensa influência sobre o governo e a medicina. Minha conversa com ela me lembra do ensaio de Eve Sedgwick sobre paranoia, no qual ela narra a conversa que teve com sua amiga Cindy Patton na primeira década da epidemia de Aids. Sedgwick perguntou a Patton o que pensava sobre os rumores de que o vírus HIV fazia parte de um complô arquitetado pelas Forças Armadas americanas, e ela respondeu que não se interessava muito por isso. "Quer dizer", disse Patton, "suponhamos até que tenhamos certeza de cada elemento de uma conspiração: que as vidas dos africanos e afro-americanos não valem nada aos olhos dos Estados Unidos; que os homossexuais e os usuários de drogas são considerados insignificantes onde não são odiados ativamente; que os militares pesquisam deliberadamente maneiras de matar os não combatentes que consideram inimigos. [...] Supondo que estivéssemos muito seguros de todas essas coisas, o que saberíamos então que já não sabemos?"

Um barbeiro nigeriano disse isso a respeito da ideia de que as vacinas eram uma trama ocidental contra muçulmanos: "Se o homem branco queria realmente nos destruir, há muitas outras maneiras mais fáceis de fazê-lo. Podem envenenar nossa Coca-Cola...".[86] Tendo a concordar. E eu suspeito que a Coca-Cola não envenenada é mais prejudicial para nossos filhos do que a vacinação.

Não é porque temos inimigos, diz Sedgwick, que temos de ser paranoicos. Nosso cinismo pode ser justificado, mas também é triste. Que tantos de nós achem inteiramente plausível que uma vasta rede de pesquisadores, autoridades sanitárias e médicos em todo o mundo cause dano às crianças por dinheiro é uma prova do que o capitalismo está de fato tirando de nós. O capitalismo já exauriu os trabalhadores que geram riqueza para os outros. E o capitalismo já nos empobreceu culturalmente, roubando a arte não comercializável do seu valor. Mas quando começamos a ver as pressões do capitalismo como leis inatas da motivação humana, quando começamos a acreditar que todos nós temos donos, então estamos verdadeiramente empobrecidos.

Sempre que, na minha infância, eu me queixava de dor de garganta, meu pai pressionava seus dedos suavemente atrás da minha mandíbula para verificar se havia gânglios linfáticos inchados. "Acho que você vai ficar bem", dizia ao completar o exame. Esse foi também seu veredicto quando liguei da faculdade sentindo-me horrivelmente doente com o que ele identificou como "provavelmente gripe". Perguntei se eu podia fazer alguma coisa e ele sugeriu, para minha decepção, beber bastante líquido. Depois, recomendou a receita de sua avó para um resfriado forte – torrada com manteiga mergulhada em leite morno. Ele descreveu como a manteiga flutuava na superfície do leite e como achava reconfortantes os cuidados de sua avó. Eu queria saber se podia tomar algum remédio, mas o que eu precisava, meu pai compreendeu, era bem-estar. Hoje, ainda não deixo de ter uma pequena surpresa quando um médico apalpa atrás da minha mandíbula para verificar se há nódulos inchados. Associo a ternura desse gesto ao carinho do meu pai.

O paternalismo caiu em desuso na medicina, assim como a visão da paternidade que depende da autoridade absoluta já não é regra na criação de filhos. Mas como devemos cuidar de outras pessoas continua a ser uma questão. Em sua discussão sobre os esforços para controlar a obesidade infantil, o filósofo Michael Merry define o paternalismo como uma "interferência na liberdade de outra pessoa com o objetivo de promover algum bem ou prevenir algum dano". Esse tipo de paternalismo, observa ele, se reflete nas leis de trânsito, no controle de armas e nos regulamentos ambientais. São limites à liberdade, mesmo que sejam benevolentes. Interferir no modo como os pais criam crianças obesas, segundo Merry, não é necessariamente benevolente. Há risco na atribuição de risco. Crianças que já estão estigmatizadas por seu tipo de corpo são ainda mais perseguidas. E as famílias que são identificadas como "em risco" de obesidade estão sujeitas à supervisão discriminatória. A prevenção do risco, observa Merry, é frequentemente usada para justificar o uso coercitivo do poder.

Em geral, a *autonomia* é imaginada como alternativa ao paternalismo.[87] Mas naquilo que é às vezes chamado de "modelo restaurante" da medicina, o paternalismo dos médicos foi substituído pelo consumismo dos pacientes. Pedimos exames e tratamentos de um cardápio baseado em nossa pesquisa de consumidor. E o médico, que era pai no modelo paternalista, agora é garçom. A ideia de que o cliente sempre tem razão, importada para a medicina, é um ditado perigoso. "Se você continuar dizendo às pessoas que se trata apenas de um mercado e que elas são apenas clientes, e que a autonomia dos pacientes é o que se deve obedecer para que eles sejam clientes felizes", adverte o bioeticista Arthur Caplan, "então temos o colapso do profissionalismo em face da demanda dos consumidores".[88] Os médicos podem ser tentados a dar aos pacientes o que eles querem, mesmo quando não é bom para eles.

"Por que o termo 'paternalismo' é tão malvisto pelos círculos médicos?", pergunta o dr. John Lee. "Será que todo mundo teve de fato uma relação tão difícil com o pai que o motivo parece evidente?" Ele é paternalista, Lee admite, mas "de um jeito bom". Um retorno ao paternalismo, bom ou mau, não é a única alternativa ao consumismo. Em resposta à crítica de

Merry ao paternalismo, a educadora Barbara Peterson propõe que pensemos no problema da obesidade infantil em termos de *maternalismo*.[89] Cuidar, ela sugere, não é uma ameaça inerente à liberdade. "Do ponto de vista do feminismo e do afeto", escreve Peterson, "a *liberdade* não é definida como completa separação e independência dos pais". Se o paternalismo ainda nos lembra o controle opressivo, o *maternalismo* pode nos ajudar a imaginar relacionamentos baseados não apenas no poder, mas também no afeto.

"Se você vai receber cuidados médicos", diz meu pai, "vai ter de confiar em alguém". Eu tinha telefonado para pedir seu conselho sobre uma cirurgia que o pediatra do meu filho recomendara. Meu pai fica contente em dar seus palpites, mas também me lembra imediatamente que não é pediatra. Ele não quer ser o único médico em quem estou disposta a confiar.

Com efeito, ele costuma ser o primeiro médico que consulto. Quando certa manhã meu filho acordou com o rosto tão inchado por uma reação alérgica que o branco de seus olhos sobressaía sobre a íris, telefonei para meu pai. Eu deveria ir para o pronto-socorro ou poderia esperar até que o consultório do médico abrisse, dentro de duas horas? Eu poderia esperar, meu pai me assegurou, e o inchaço não era perigoso. "É apenas fluido", disse ele. Agora repito em pensamento que "é apenas fluido" cada vez que os olhos do meu filho incham.

Meu filho sofre de alergias excepcionalmente graves, que começou a ter desde uma idade muito tenra. Seu pediatra o chama de "um caso à parte" porque ele é uma anomalia estatística. Quando completou três anos, suas alergias tinham causado um inchaço de sua cavidade nasal, e esse inchaço provocava infecções sinusais dolorosas que tínhamos curado com antibióticos várias vezes, mas que inevitavelmente retornavam. Depois da terceira rodada de antibióticos, o pediatra sugeriu cirurgia para remover suas adenoides, que tinham inchado tanto que estavam bloqueando completamente a passagem nasal.

A cirurgia me pareceu um exagero e eu não estava disposta a ver parte do sistema linfático do meu filho ser removida de seu corpo. Quando pesquisei sobre o procedimento, fiquei perturbada ao descobrir que ele era muito realizado no início do século XX como uma espécie de cura para todos os males da infância. Meu pai foi solidário com minhas preocupações. Ele mesmo já não tem as amígdalas porque um médico visitante as removeu de todos os quatro filhos de sua família numa única visita. Na época, era uma medida preventiva padrão contra a febre reumática, que cessou depois que pesquisas revelaram que os perigos da cirurgia eram maiores do que seus benefícios. Como regra, é sábio ter cuidado com o excesso de tratamento, meu pai me disse. Mas, se no caso do meu filho a alternativa à cirurgia era o uso contínuo de antibióticos ou outros medicamentos, a cirurgia poderia ser a opção mais conservadora.

Demorei mais de seis meses para tomar uma decisão, e tentei de tudo nesse período. Um amigo sugeriu um filtro de ar caro, que comprei. O alergista recomendou que eu mantivesse limpos os pisos de nossa casa, uma tarefa de Sísifo, considerando que os microscópicos alérgenos circulavam constantemente pelo ar e pousavam no chão. Mas eu esfregava a sujeira invisível e trocava os lençóis e as fronhas do meu filho diariamente. Apesar de seus protestos, eu lavava seus seios nasais com água salgada todas as noites. Apliquei um spray nasal que foi receitado. Alimentei-o com mel puro e chá de urtiga. Então sua respiração, já ruidosa, tornou-se irregular à noite. Agachava-me ao lado de sua cama, segurando minha própria respiração durante as pausas da respiração dele, para medir por quanto tempo ele estava ficando sem ar. Depois de pausas particularmente longas, ele acordava ofegante e tossindo. Marquei a cirurgia.

No dia da cirurgia, a cirurgiã me lembrou de não esperar resultados fantásticos ou instantâneos. Ela já conversara comigo sobre isso e já tinha me avisado que meu filho poderia continuar a ter infecções apesar da cirurgia. Minha esperança maior não era de que a cirurgia fizesse um milagre, mas que simplesmente não fizesse mal. Era uma cirurgia simples, de rotina, ela me tranquilizou. A parte mais perigosa era a anestesia.

Enquanto esperávamos em uma sala cheia de estetoscópios e seringas de brinquedo, o anestesista chegou e perguntou se eu tinha alguma dúvida. Eu lhe disse que gostaria de estar com meu filho enquanto ele estivesse anestesiado e quando voltasse à consciência. O médico enrijeceu-se diante dessa sugestão. Estudos tinham mostrado, disse-me ele, que a linguagem corporal e as expressões faciais de mães ansiosas podem fazer com que as crianças tenham medo da cirurgia e resistam à anestesia. Eu disse que parecia haver duas maneiras de interpretar esses estudos: pode-se concluir que a presença da mãe não é boa para a criança ou pode-se concluir que garantir a confiança da mãe é essencial para o bem-estar da criança. Começamos a discutir em voz baixa, enquanto meu marido e meu filho aplicavam ataduras de brinquedo um no outro no canto da sala. A sugestão de que eu era uma mulher histérica e uma ameaça para o meu filho estava me deixando com tanta raiva que parecia possível que eu ficasse histérica de fato. Por fim, encontramos um meio-termo. Eu teria permissão para segurar a mão do meu filho enquanto ele recebia a anestesia se eu concordasse em me posicionar de tal modo que ele não pudesse ver meu rosto.

Na sala de cirurgia, conversei com meu filho mantendo-me fora do seu ângulo de visão, até que a anestesia fez efeito. Observar a cor deixar seu rosto e seu corpo foi perturbador, foi como ver um ensaio da morte, e eu estava ansiosa para voltar para a sala de espera assim que ele ficou inconsciente, mas o anestesista me chamou. "Você não quer lhe dar um beijo?", perguntou ele, o que me provocou repulsa.

Um balão com um rosto sorridente balançava silenciosamente contra o teto da sala de espera. Ele vinha atrás de nós desde o momento em que meu marido o desamarrou do porco de pelúcia que o especialista em vida infantil dera ao meu filho, garantindo que o porco poderia acompanhar meu filho na cirurgia. Todos os médicos ficaram muito satisfeitos com isso, até mesmo a cirurgiã severa. Eles pareciam convencidos de que o porco seria uma fonte de grande conforto para meu filho.

Talvez como castigo para mim, ou talvez como resultado de um erro, ou apenas uma questão de rotina, meu filho acordou da anestesia antes de eu ser convocada para a sala de recuperação. Eu o escutei gritar "Mamãe! Onde está a minha mãe?" do outro extremo do corredor. Eu sabia, a partir da minha própria experiência com cirurgia, que o momento anterior ao efeito da anestesia e o momento posterior à perda do efeito podem parecer o mesmo; na cabeça do meu filho, eu havia desaparecido. Quando me aproximei, ele estava confuso e se debatendo em pânico, tentando arrancar a via intravenosa de seu corpo. Subi na maca para segurá-lo, acariciar seus cabelos e manter suas mãos longe da via intravenosa enquanto ele choramingava. "Ele não vai se lembrar de nada disso", o anestesista me assegurou nervosamente. Eu estava ocupada acalmando meu filho, mas olhei para cima apenas pelo tempo suficiente para dizer: "Eu vou".

Meu pai sugere que chegou a hora de outra versão de *Drácula*, em que o vampiro serve como metáfora para a medicina. Porque, diz ele, "a medicina suga o sangue das pessoas de muitas maneiras". O custo da cirurgia do meu filho, que foi consideravelmente maior do que o custo de seu parto, teria tornado impossível uma decisão para muitas famílias. Lembrei-me disso nos dias imediatamente posteriores à cirurgia, quando a respiração do meu filho se tornou fácil e silenciosa. Ele passou a dormir melhor, engordou e parou de ter infecções sinusais. Agora lamento ter demorado para concordar com a cirurgia, mas meu marido não. Foi responsável da nossa parte termos sido céticos, diz ele.

Apesar de ou em virtude de sua formação, meu pai é também bastante cético em relação à medicina. Certa vez, ele fez uma brincadeira sobre o livro de duas frases que gostaria de escrever para os médicos: "A maioria dos problemas vai melhorar se você não fizer nada. Aqueles problemas que não melhoram se você não fizer nada vão provavelmente matar o paciente, não importa o que você faça". Isso é tanto um argumento em favor da medicina preventiva quanto um suspiro de derrota.

Continuo grata pela cirurgia do meu filho, assim como continuo furiosa com o anestesista e consternada comigo mesma por ter confiado meu filho a alguém em quem eu não confiava. "Onde há confiança, o paternalismo é desnecessário", diz o filósofo Mark Sagoff. "Onde não há confiança, ele é despropositado." E assim somos apanhados num dilema.

As revistas que folheei na sala de espera da minha parteira, quando eu estava grávida, publicavam anúncios de pequenas esculturas perturbadoras que poderiam ser feitas com as imagens de ultrassom do meu feto em desenvolvimento, bem como anúncios de serviços igualmente perturbadores de bancos privados de sangue de cordão umbilical. Minha parteira já havia me informado que eu poderia doar o sangue do cordão umbilical do meu filho para um banco público, onde ele estaria disponível para transplantes para pessoas com leucemia e linfoma, entre outras doenças. Os bancos privados dos anúncios em revistas ofereciam-se, por uma certa quantia, para preservar o sangue do meu filho, não para quem precisasse dele, mas exclusivamente para meu filho ou um parente próximo. Eu descobriria depois que se tratava de uma aposta temerária no conhecimento futuro, uma vez que as maneiras pelas quais o acesso ao sangue do próprio cordão umbilical poderia ser vantajoso mais tarde na vida ainda são bastante limitadas na prática e promissoras apenas em teoria.[90]

Interessada na transformação de um fundo público em conta privada, em me apossar de um benefício futuro desconhecido, em vez de fazer agora uma doação para um benefício conhecido, recortei o anúncio de um banco privado de sangue de cordão umbilical de uma revista sobre gravidez logo após o nascimento do meu filho. Esse anúncio apresenta uma foto grande de um bebê dormindo ao lado de uma coluna intitulada

"Pergunte ao dr. Sears", que apresentava esta questão: "Devo depositar o sangue do cordão umbilical do meu bebê?". A resposta do especialista Robert Sears não surpreende, considerando-se que a coluna é, na verdade, uma propaganda, e que Sears é consultor do banco de sangue de cordão umbilical que está sendo anunciado: "À medida que novos tratamentos se desenvolvem, ter sangue de cordão umbilical à mão pode ser inestimável". Em letras pequeninas, a parte inferior do anúncio esclarece seu sofisma: "Não há garantia de que tratamentos estudados em laboratórios ou em testes clínicos estarão disponíveis no futuro".

Eu ainda não tinha lido o best-seller de Sears, *The Vaccine Book*, quando arranquei esse anúncio da revista. Mas reconheci a marca Sears: eu tinha visto o endosso de Sears em produtos para bebês e sabia que Robert Sears, ou "Dr. Bob", como ele chama a si mesmo, era filho de William Sears, uma fonte popular de conselhos para pais e provavelmente o mais conhecido pediatra dos Estados Unidos. Eu viria a entender que a atração generalizada exercida pelo *The Vaccine Book* reside principalmente na conciliação que ele propõe entre vacinar e não vacinar. Para os pais que temem vacinas e doenças infecciosas, Sears oferece duas linhas claras de ação. Uma delas é o "Calendário seletivo de vacinas do dr. Bob", um plano que contempla somente as vacinas que o dr. Bob considera mais importantes, deixando as crianças sem vacina contra hepatite B, poliomielite, sarampo, caxumba e rubéola.[91] A outra é o "Calendário alternativo completo de vacinas do dr. Bob", um plano que fornece todas as vacinas que uma criança geralmente recebe em dois anos no calendário padrão, mas aplicadas ao longo de oito anos.[92]

"É o melhor de ambos os mundos da prevenção de doenças e da vacinação segura", escreve o dr. Bob a respeito do programa alternativo. Como o calendário atrasa algumas vacinas que se destinam especificamente a proteger crianças muito pequenas, é improvável que ofereça o melhor da prevenção de doenças. E é improvável que ofereça o melhor da vacinação segura no sentido de que não há nenhuma prova confiável, além das especulações pessoais do dr. Bob, de que espaçar e retardar as vacinações minimize a incidência de efeitos colaterais.[93] O calendário alternativo é, na melhor das hipóteses, a *maior parte* de ambos os mundos. Ao seguir essa programação, os pais podem assegurar a maior parte dos benefícios da proteção contra doenças – embora não na idade mais crucial para essa proteção – ao mesmo tempo que arriscam a ter todos os efeitos colaterais potenciais da vacinação.

O tempo a mais e os problemas para seguir o programa alternativo do dr. Bob são difíceis de justificar, a menos que os perigos de contrair doenças infecciosas no início da vida sejam minimizados e os perigos de vacinar na primeira infância sejam exagerados. Grande parte de *The Vaccine Book* é dedicada a essa minimização e exageração. De acordo com o dr. Bob, o tétano não é uma doença que ataca crianças,[94] a Hib é rara[95] e o sarampo não é tão ruim.[96] Ele não menciona que o tétano mata centenas de milhares de bebês no mundo em desenvolvimento a cada ano, que a maioria das crianças terá contato com a bactéria que causa a *Haemophilus influenza* tipo B nos primeiros dois anos de sua vida e que o sarampo matou mais crianças do que qualquer outra doença na história.[97]

A ideia de um meio-termo na vacinação é atraente, embora imprecisa. Alegações de especialistas acusados de conflitos de interesse provocaram uma busca pelo tipo de autoridade imparcial que o dr. Bob promete no prefácio de seu livro. Mas *The Vaccine Book* é mais ambíguo do que imparcial. "As vacinas não causam autismo, exceto quando o causam", escreve o dr. Bob. E ele conclui sua discussão sobre a falta de provas que sustentem uma relação causal entre as vacinas e certos efeitos colaterais com esta afirmação: "Tenho certeza de que a verdade sobre essa questão está em algum lugar entre a causalidade e a coincidência".

Não está claro o que pode significar que uma vacina não cause um efeito nem seja simplesmente associada a ele por coincidência. Há uma série de efeitos colaterais indiretos associados às vacinas. A vacina tríplice contra sarampo, caxumba e rubéola, por exemplo, pode provocar uma febre alta que pode então provocar uma convulsão num bebê que seja propenso a convulsões febris. É a febre, e não a vacina, que causa a convulsão – e é provável que a mesma criança sofresse uma convulsão devido a uma febre provocada por uma infecção natural –, mas a maioria das discussões sobre os efeitos colaterais da vacina, inclusive a do dr. Bob, não leva em conta essa distinção. A causalidade indireta costuma ser considerada causalidade simples. E é nesse ponto, entre causalidade e coincidência, que começo a temer que o ponto intermediário do dr. Bob possa ser um local fictício.

O dr. Bob mantém seu meio-termo, em parte, adaptando a discussão em torno da vacinação para que posições mais cautelosas do que a dele pareçam extremas. "Não tenho certeza de onde essa linha dura vem", escreve ele sobre pediatras que deixam de atender as famílias que se recusam a vacinar seus filhos. Como o dr. Bob provavelmente está ciente, alguns pediatras não tratam crianças não vacinadas devido à possibilidade de que essas crianças exponham os bebês em suas salas de espera a doenças contra as quais, por serem muito jovens, esses bebês não podem ser vacinados. Com efeito, a criança não vacinada que retornou de uma viagem à Suíça em 2008 com um caso de sarampo e infectou outras onze crianças era paciente do dr. Bob. Foi sob os cuidados dele que ela não foi vacinada,[98] embora não tenha sido na sala de espera do doutor que ela transmitiu sarampo para três bebês pequenos demais para serem vacinados.

"Eu NÃO era o pediatra que atendeu o paciente com sarampo e o deixou permanecer no consultório", ele escreveu sobre o incidente.[99] "Não estive de forma alguma envolvido nisso." Quando pressionado, acrescentou: "Fui simplesmente o pediatra da família durante anos, mas meu consultório fica muito longe para eles, então eles foram a um pediatra local para cuidar DESSE problema".[100] No mundo do dr. Bob, a sala de espera de outro médico não é preocupação sua e a saúde pública é inteiramente independente da saúde individual. "Esta é uma vacina importante do ponto de vista da saúde pública", escreve ele sobre vacina contra hepatite B, "mas não é tão crítica de um ponto de vista individual". Para que isso faça sentido, precisamos acreditar que os indivíduos não fazem parte do público.

Segundo o dr. Bob, a saúde pública não é a *nossa* saúde. "Pode-se dizer com segurança que não damos essa vacina para proteger cada criança individual da pólio", escreve ele sobre a vacina contra a poliomielite. "Ao contrário, nós fazemos essa vacina para proteger a nossa nação como um todo caso ocorra um surto." Como ele reconhece, "se pararmos de usar esta vacina, a poliomielite pode voltar. Quem tem mais de cinquenta anos sabe como isso seria assustador". Ele próprio é jovem demais para se lembrar da poliomielite. E nunca tratou uma criança com difteria ou tétano. "Esperemos que algum dia tenhamos uma maneira melhor de saber com certeza quais são os efeitos colaterais realmente relacionados à vacina", escreve o dr. Bob. Ele está novamente apostando no conhecimento futuro, usando a promessa ilimitada da descoberta científica para disfarçar de investimento prudente uma aposta temerária.

Meu bisavô morreu de tuberculose quando meu avô tinha dez anos. Do outro lado da família, irmãos da minha avó e do meu avô morreram com doenças infecciosas. Um lado da família perdeu uma criança que começava a andar para o sarampo e um adolescente que morreu de septicemia, e no outro lado da família uma criança pequena morreu de coqueluche e um adolescente de tétano. Quando meu pai era menino, seu irmão ficou acamado por seis meses com febre reumática. Ele sobreviveu, mas sofreu danos cardíacos permanentes e morreu jovem de insuficiência cardíaca.

Meu pai foi vacinado contra cinco doenças quando criança. Eu fui vacinada contra sete, e meu filho foi vacinado contra catorze. A proliferação de vacinas infantis tornou-se, para alguns de nós, uma espécie de metáfora do excesso americano. *Em excesso, cedo demais*, um dos slogans comuns do ativismo contra a vacina, poderia ser uma crítica a praticamente todos os aspectos de nossa vida moderna.

A vacina contra a varíola que meu pai recebeu continha proteínas muito mais imunizantes, ou ingrediente ativo, por assim dizer, do que qualquer uma das vacinas que usamos hoje. São a essas proteínas que o sistema imunológico reage quando reage a uma vacina. Nesse sentido, uma única dose da vacina contra a varíola que nossos pais receberam representava um desafio maior ao sistema imunológico do que o desafio total representado por todas as 26 imunizações para catorze doenças que agora damos aos nossos filhos ao longo de dois anos.

Quando colegas do pediatra Paul Offit pediram que ele tratasse da questão de saber se as crianças recebem vacinas em excesso e cedo demais, ele começou a quantificar a capacidade do sistema imunológico infantil, que já é conhecida por ser bastante impressionante. Os bebês são expostos a um ataque maciço de bactérias no momento em que deixam o útero, mesmo antes de sair pelo canal do parto.[101] É provável que qualquer criança que não viva em uma bolha ache a tarefa cotidiana de combater as infecções mais árdua do que processar antígenos enfraquecidos de imunizações múltiplas.

Offit é professor de pediatria na Universidade da Pensilvânia e chefe da Divisão de Doenças Infecciosas do Hospital Infantil da Filadélfia. Ele participou da criação de uma vacina, é autor de vários livros sobre vacinação e ex-membro do comitê consultivo do CDC sobre práticas de imunização. É também, se você acredita na internet, um "servo do Diabo" conhecido como "dr. Proffit" [dr. Lucro]. Ele recebeu esse título, junto a algumas ameaças sérias de morte, por ser um defensor franco da vacinação.

Offit está associado ao diabo em um site que também compila provas de que o Holocausto foi uma farsa e que o antissemitismo foi inventado pelos sionistas para justificar a criação de Israel.[102] As acusações de que Offit é um "especulador das vacinas" são geradas por um blogueiro chamado J. B. Handley, ele próprio não estranho ao lucro. Handley é um executivo do capital de risco, cofundador de uma empresa de *private equity* que administra mais de 1 bilhão de dólares, bem como cofundador da Generation Rescue, uma organização de defesa dos autistas.[103]

Em seu livro *Autism's False Prophets* [Os falsos profetas do autismo], Offit analisa a história problemática da teoria de que as vacinas causam autismo e detalha pesquisas que refutam essa teoria. Offit deixa claro que a questão de saber se as vacinas provocam autismo não é tema de qualquer debate científico em curso. E grupos como Generation Rescue, ele revela, gastam muito dinheiro espalhando desinformação e promovendo terapias ineficazes. Alguns pais de crianças autistas consideram isso exploração.[104] Entrementes, Offit recebe mensagens de e-mail que dizem: "Vou pendurar você pelo pescoço até você morrer!".[105]

"É ofensivo", diz Offit da insinuação constante de que sua pesquisa foi impulsionada pelo lucro. Ele também acha isso um pouco risível e pergunta: "Quem vai para a ciência pensando 'Meu Deus, se eu pudesse descobrir qual dessas duas proteínas de superfície de vírus invocam anticorpos neutralizantes, ficarei mais rico do que em meus sonhos mais desvairados!'?". Ganharia muito mais, diz ele, se tivesse aberto um consultório de pediatra quando se formou em medicina, em vez de se dedicar à pesquisa.

Quando era residente, Offit viu um bebê de nove meses morrer de rotavírus. Até aquele momento, não tinha se dado conta de que crianças morriam de rotavírus nos Estados Unidos. Depois da residência, entrou para uma equipe de pesquisadores que estava em busca de uma vacina contra o rotavírus, que causava a hospitalização de 70 mil crianças nos Estados Unidos e matava mais de 600 mil crianças no mundo em desenvolvimento a cada ano. Isso foi em 1981, e naquela época a chance de que esse trabalho resultasse em uma vacina era apenas uma possibilidade remota.

"Demoramos dez anos", diz Offit, "para responder à pergunta: 'Como podemos dar uma vacina que induza uma resposta imune, mas não provoque a doença?'. Depois, fomos a uma série de laboratórios, porque somente as empresas farmacêuticas têm os recursos e a expertise para fazer uma vacina. Além disso, nenhum laboratório promove uma tecnologia que não seja protegida. Tivemos de patenteá-la". Mesmo depois que a vacina foi patenteada, não havia certeza de que seria comercializada.

Durante dezesseis anos, a vacina RotaTeq foi testada quanto à segurança em grupos cada vez maiores de crianças. O teste final de segurança envolveu mais de 70 mil crianças em doze países e custou à Merck cerca de 350 milhões de dólares. Quando a vacina foi licenciada, o Hospital Infantil vendeu a patente por 182 milhões de dólares. O hospital tem a propriedade intelectual de seus pesquisadores, de modo que 90% desse dinheiro foi para o hospital, sendo reinvestido em pesquisas. Os 10% restantes foram divididos entre os três pesquisadores que haviam trabalhado por mais de 25 anos na vacina.

Em comparação com outros fármacos, o desenvolvimento de vacinas é dispendioso e gera lucros modestos. "Em 2008, a RotaTeq gerou uma receita para a Merck de 665 milhões de dólares", observa a jornalista Amy Wallace. "Enquanto isso, um medicamento de grande sucesso, como o Lipitor da Pfizer, é um negócio de 12 bilhões por ano." As vacinas mais antigas dão muito menos dinheiro do que as novas, e sua produção não se mostrou suficientemente lucrativa para impedir que muitas empresas deixassem o negócio nos últimos trinta anos.

Por que o sucesso de sua vacina invalida sua expertise em imunologia é algo que continua a desconcertar Offit. "Não é como se eu tivesse inventado uma maneira melhor de fazer a pasta base da cocaína", diz o pesquisador. Mas ele entende a outra fonte de sua má reputação. Em resposta à pergunta sobre quantas vacinas seriam demais, Offit determinou que uma criança poderia teoricamente lidar com um total de 100 mil vacinas ou até 10 mil vacinas de uma só vez.

Arrependeu-se de ter citado esse número, embora não acredite que seja pouco preciso. "O número 100 mil faz com que eu pareça louco", diz ele. "Porque esta é a imagem: 100 mil injeções atravessando seu corpo. É uma imagem terrível."[106]

Quando levei meu filho à médica para fazer seu check-up de um ano de vida, fiquei surpresa ao saber que ele seria vacinado contra catapora. Ele já tinha sido vacinado contra Hib, difteria, hepatite B e rotavírus, doenças com as quais eu não tinha a menor familiaridade. Mas a catapora era uma doença que eu conhecia e da qual me lembrava bem em minha infância, quando eu e meus três irmãos a pegamos ao mesmo tempo. Minha irmãzinha ainda não tinha um ano na época, eu tive erupções no nariz, na garganta e nas orelhas, e minha mãe ficava em casa dando banhos de bicarbonato de sódio em nós enquanto meu pai trabalhava. Só consegui avaliar o que foi para a minha mãe cuidar de quatro crianças doentes depois de eu mesma me tornar mãe, mas vacinar contra catapora ainda me parecia um excesso.

A pediatra sorriu generosamente quando perguntei se poderíamos limitar as vacinas do meu filho àquelas que protegiam contra doenças que poderiam matá-lo. Ela admitiu que era improvável que a catapora o matasse, mas havia boas razões para querer evitar a doença. Desde a minha infância, houve um aumento de infecções cutâneas virulentas resistentes a antibióticos. A catapora pode levar à infecção com estafilococos e estreptococos do grupo A, também conhecidas como bactérias "comedoras de carne", bem como à pneumonia e à encefalite. E, tal como a maioria das doenças, a catapora pode se manifestar de forma suave ou muito forte. Cerca de 10 mil crianças até então saudáveis eram hospitalizadas anualmente antes da criação da vacina, e cerca de setenta morriam todos os anos. Isso foi suficiente para me convencer a aceitar a vacina, mas havia mais.

Depois que uma pessoa é infectada com catapora, o vírus da varicela nunca mais sai de seu corpo. Ele vive nas raízes nervosas e deve ser mantido à distância pelo sistema imunológico da pessoa pelo resto de sua vida. Em tempos de estresse, pode retornar como herpes-zóster, uma inflamação dolorosa dos nervos. O vírus despertado pode causar acidentes vasculares cerebrais e paralisia, mas a complicação mais comum do herpes-zóster é a dor nos nervos que persiste por meses ou anos. A imunidade produzida pela doença, neste caso, envolve uma relação contínua com a doença.

O vírus da vacina que protege contra a catapora também pode permanecer no sistema nervoso de uma pessoa. Mas, sendo um vírus enfraquecido, é muito menos provável que desperte como herpes-zóster. E quando o faz, é muito menos provável que provoque um caso grave de herpes-zóster. Alguns pais acham que a imunidade produzida pela vacina da catapora é inferior à imunidade por infecção natural porque não dura tanto tempo. Para levar a imunidade até a idade adulta, quando a catapora pode ser bastante grave, é preciso fazer um reforço na adolescência. "E daí?", diz meu pai, quando tento explicar o fenômeno das festas de catapora. Eu digo: "Algumas pessoas querem que seus filhos peguem catapora porque..." – e faço uma pausa para pensar na melhor razão para dar a um médico – "... elas são idiotas", ele completa a frase.

Não acho que são idiotas. Mas acho que podem estar se entregando a um tipo de nostalgia pré-industrial que eu também acho sedutora. Costumávamos viver entre coisas selvagens, leões de montanha no cume e fogos grassando na pradaria. Havia perigos, mas eles faziam parte, como diria Rachel Carson, de "um sistema natural em perfeito equilíbrio". É difícil pensar que qualquer tipo de catapora, com a sua erupção característica descrita como uma "gota de orvalho numa pétala de rosa", seja assustador. E é difícil não suspeitar, quando os dois tipos de vírus da catapora são chamados de *tipo selvagem* e *vírus da vacina*, que o tipo selvagem possa ser superior.

Em 2011, uma entrevista na televisão com uma mulher de Nashville que vendia pirulitos infectados com catapora levou à descoberta de uma "rede interestadual" de pais que trocavam pirulitos que tinham sido lambidos por crianças doentes. Como um procurador federal logo apontou, é ilegal enviar vírus através do correio. Os pirulitos ilícitos, ao preço de cinquenta dólares cada, foram concebidos como um serviço para os pais que queriam que seus filhos desenvolvessem imunidade a partir de uma infecção natural, em vez de através da vacinação, mas especialistas em doenças infecciosas não endossaram o método. Embora seja teoricamente possível que pirulitos transmitam catapora, o vírus normalmente precisa ser inalado para causar infecção. E é provável que o vírus da catapora seja frágil demais para sobreviver a uma viagem pelo correio. Mas os pirulitos poderiam ser uma maneira confiável de transmitir vírus mais resistentes, como o da hepatite B, que pode sobreviver fora do corpo durante pelo menos uma semana. Além de hepatite B, pirulitos lambidos por crianças doentes poderiam potencialmente transmitir gripe, estreptococos do grupo A e estafilococos.

Os pirulitos da catapora são arriscados pela mesma razão que a vacinação "braço a braço" foi outrora perigosa – outras doenças podem ser transmitidas dessa maneira. No século XIX, uma alternativa popular à vacinação foi a variolação, a prática de infectar de propósito uma pessoa com um caso leve de varíola. Tanto a vacinação como a variolação tinham seus perigos. Ambas podiam causar febres altas, ambas podiam resultar em infecção e ambas podiam transmitir doenças como a sífilis. Mas a variolação, que produzia uma doença que tendia a ser fatal em cerca de 1% a 2% dos casos, era mais perigosa do que a vacinação. Apesar de ser mais segura, a vacinação não substituiu a variolação imediatamente após Edward Jenner popularizar a técnica. De acordo com Nadja Durbach, a variolação continuou popular na Inglaterra, em parte porque as pessoas preferiam "o que consideravam 'a coisa verdadeira'".[107]

Quando foi comercializada com o slogan "It's the Real Thing" na década de 1940, a Coca-Cola já não continha cocaína. Não era a coisa verdadeira e, na verdade, nunca tinha sido. O farmacêutico que desenvolveu a combinação de cocaína e cafeína como "tônico para os nervos" em 1886 alegava que ela curava distúrbios nervosos, dores de cabeça e impotência. O que seu produto fazia era liberar um estimulante viciante num elixir de sabor agradável. Era um tônico imensamente popular, mas não porque era saudável.

A introdução da New Coke, uma reformulação feita de 1985, não deu certo, apesar dos testes cegos que sugeriram que as pessoas a preferiam à Coca-Cola. Houve ações judiciais, boicotes e protestos públicos. Não deveria ter sido surpresa para o fabricante que a New Coke não poderia substituir com facilidade um produto tradicionalmente comercializado com base em sua autenticidade. Desconfiamos das imitações, mesmo quando elas oferecem melhorias. Queremos o tipo selvagem, não o vírus da vacina. E preferiríamos que nossos filhos tivessem uma experiência autêntica de catapora. Parte da atração pela infecção intencional com catapora é que essa forma de inoculação se assemelha menos à vacinação do que à variolação, a coisa verdadeira. Para os praticantes do século XIX, a variolação era um meio de "tomar a imunidade em suas próprias mãos", como observa Anne Moscona, uma especialista em doenças infecciosas infantis. Tratava-se, como nos nossos pirulitos de catapora e nas nossas festas de gripe suína, de uma "vacinação feita por justiceiros".[108]

O conceito de *perigo claro e iminente* foi utilizado no passado para defender a vacinação obrigatória em épocas de epidemia. E a expressão "objetor consciente", ou "de consciência", hoje associada sobretudo à guerra, referia-se originalmente aos que se recusavam a se vacinar. A Lei de Vacinação Obrigatória de 1853 na Grã-Bretanha, que exigia a vacinação de todos os bebês, foi recebida com ampla resistência. Depois que a legislação posterior possibilitou que os resistentes fossem multados várias vezes, aqueles que não podiam pagar as multas tinham seus pertences apreendidos e leiloados ou eram presos. Em 1898, o governo acrescentou uma cláusula de consciência à lei, permitindo que os pais solicitassem isenção. A cláusula era bastante vaga, exigindo apenas que o objetor "satisfizesse" um magistrado ao dizer que sua objeção era uma questão de consciência.[109] Isso resultaria em milhares de casos de objeção de consciência que, em alguns lugares, abrangiam a maioria dos nascimentos, bem como no debate sobre o que significava exatamente possuir uma consciência.

Antes que fosse incluída em lei, a expressão "objetor consciente" era usada pelos que resistiam às vacinas para se distinguirem dos pais negligentes que não se preocupavam em vacinar seus filhos. A palavra "consciente" significava que se tratava de uma decisão intencional tomada por pais conscienciosos. Os objetores de consciência argumentavam que uma consciência não podia e não devia ser avaliada, e os próprios magistrados ficaram exasperados com o problema de exigir ou não algum tipo de prova para sustentar uma alegação de consciência. "Eu não entendo a lei", disse um magistrado frustrado. "Eu recebi você e você me disse que tem uma objeção de consciência; não sei se isso é suficiente." O verbo "satisfazer" acabou por ser retirado da cláusula de consciência e uma série de memorandos especificou que um objetor deve ter uma crença "honesta" de que a vacinação prejudicaria seu filho, mas sua crença não precisa ser "razoavelmente fundamentada". Ao debater a lei, os parlamentares decidiram que a consciência era muito difícil de definir.[110]

Desde o advento da cláusula de consciência até hoje, o *Oxford English Dictionary* tem consistentemente definido "consciência" principalmente em termos de certo e errado. "O sentido do certo e errado em relação às coisas pelas quais alguém é responsável" aparece agora em sua primeira definição. As seis definições seguintes mencionam valores éticos, justiça, equidade, julgamentos corretos, escrúpulos, conhecimento, percepção e Deus, enquanto os sentimentos e o coração entram na oitava e na nona definição, ao lado da observação "agora rara" e "obsoleta".

George Washington, que sobreviveu à varíola, lutou com a questão de exigir ou não a vacinação de soldados revolucionários muito antes de ela se tornar uma questão de consciência. Em 1775, cerca de um terço do Exército Continental ficou doente com varíola ao sitiar Quebec. Eles acabaram sendo forçados a recuar, na primeira derrota no campo de batalha da história americana. A epidemia de varíola mais mortal que as colônias já tinham visto estava no processo de ceifar 100 mil vidas, mas a varíola era endêmica na Inglaterra e a maioria dos soldados britânicos era imune, tendo sobrevivido quando crianças. Isso foi antes da invenção da vacinação, e Washington relutou em submeter suas tropas à variolação, que tinha perigos conhecidos e era ilegal em algumas das colônias. Várias vezes ele ordenou a inoculação e retirou a ordem dias depois. Por fim, com rumores no ar de um plano britânico para disseminar a varíola como uma forma de guerra biológica, Washington ordenou definitivamente a inoculação de todos os novos recrutas.[111]

Se devemos a existência da nação americana, em parte, à inoculação compulsória, devemos também uma parte de seu caráter atual à resistência contra a vacinação compulsória. Aqueles que se opuseram à vacina estavam entre os primeiros a fazer contestações legais ao crescente alcance do poder policial nos Estados Unidos. Devemos agradecer a eles o fato de não podermos mais ser vacinados sob a mira de uma arma,[112] e talvez também o fato de não podermos negar abortos às mulheres. Alguns processos fundamentais na área de direitos reprodutivos da década de 1970 citaram como seu precedente *Jacobson v. Massachusetts*, um processo de 1905 na Suprema Corte em que um ministro defendeu sua recusa de vacinação com o fundamento de que uma vacinação anterior havia prejudicado sua saúde. Mas esse caso também foi usado como precedente para a defesa de buscas sem mandato e a detenção de cidadãos americanos. A decisão do caso Jacobson foi um esforço para equilibrar os interesses da coletividade e o poder do Estado com os direitos do indivíduo. Ela confirmou as leis de vacinação obrigatória, mas exigiu que os estados oferecessem isenções para indivíduos que poderiam ser submetidos à injustiça e à opressão por essas leis.[113]

Os Estados Unidos nunca tiveram uma lei federal de vacinação obrigatória. No início do século XX, alguns estados tinham leis compulsórias, mas dois terços dos estados não tinham, e dois deles tinham leis contra a obrigatoriedade. Em alguns distritos escolares, as crianças eram – como agora – obrigadas a serem vacinadas para frequentarem a escola pública, mas essa exigência não era aplicada com rigidez. Para um terço das crianças em idade escolar de Greenville, Pensilvânia, por exemplo, concederam-se isenções médicas de vacinação.

A única vacina rotineiramente recomendada naquela época era a da varíola, que tinha sérios efeitos colaterais e com frequência estava contaminada com bactérias. Uma nova e mais fraca cepa de varíola, conhecida hoje como *varíola menor* ou *alastrim* apareceu nos Estados Unidos na virada do século e matava apenas em torno de 1% das pessoas que a contraíam, em comparação com os 30% que costumavam morrer de *varíola maior*. Com a varíola causando menos mortes, a oposição desorganizada à vacinação tornou-se um movimento antivacinação liderado por ativistas como Lora Little, que dava o seguinte conselho: "Seja seu próprio médico. Dirija sua própria máquina". Em alguns lugares, turbas armadas expulsaram os vacinadores. "Os motins da vacinação não eram nada incomuns", escreve o jornalista Arthur Allen.[114]

Muito antes de ser usado no contexto da doença, o termo "imunidade" era usado no contexto da lei para descrever uma isenção de serviço ou dever para com o Estado. Foi no final do século XIX que "imunidade" passou a significar estar livre de doença, além de estar livre do serviço, depois que os estados começaram a exigir a vacinação. Numa colisão peculiar de significados, a isenção de imunidade possibilitada pela cláusula de consciência era uma espécie de imunidade em si mesma. E a permissão para que alguém permaneça vulnerável à doença continua a ser um privilégio legal nos dias de hoje.[115]

Dicionários à parte, o significado de ter uma consciência talvez não seja mais claro para nós agora do que era em 1898. Reconhecemos quando ela falta – "fulano não tem consciência", dizemos. Mas o que exatamente está faltando? Fiz essa pergunta à minha irmã, que é professora de ética numa faculdade jesuíta e é membro da Sociedade Kant da América do Norte. "É complicado", diz ela. "No século XVIII, Kant escreveu que temos o dever para conosco de examinar nossa consciência. Isso implica que ela não é transparente, que deve ser examinada e decifrada. Kant pensava que a consciência era uma espécie de juiz interior e usou a metáfora de um tribunal para explicar seu funcionamento. No tribunal da consciência, o eu é ao mesmo tempo juiz e réu."

Pergunto se isso significa que nossa consciência emerge do pensamento e é um produto de nossas mentes. "É um conceito em evolução", diz ela. "No passado, pode ter sido mais associado às emoções, mas ainda dizemos que 'sentimos uma pontada na consciência' – ela implica uma unidade de pensamento e sentimento." Kant, ela me conta, chamava o juiz interior de "esquadrinhador de corações".

"A parte que é complicada", diz minha irmã, "é como discernir entre um sentimento de desconforto e o que a consciência está nos dizendo". Essa questão permanece comigo, e me perturba a possibilidade de que eu possa confundir o chamado da minha consciência com outra coisa. Pergunto a uma antiga professora minha, uma romancista que dá aulas sobre o Antigo Testamento como literatura, como podemos reconhecer nossa própria consciência. Ela me olha com severidade e diz: "É um sentimento muito distinto. Não creio que a consciência seja facilmente confundida com qualquer outro sentimento".

"A moral não pode ser inteiramente privada", diz minha irmã, "por muitas das mesmas razões que uma língua não pode ser totalmente privada. Você não pode ser inteligível apenas para si mesma. Mas pensar na consciência como um sentimento privado de certo e errado sugere que nossa compreensão coletiva da justiça pode ser insuficiente. Um indivíduo pode resistir a falhas no código moral dominante e assim criar a possibilidade de reforma – existem muitos exemplos históricos disso. Mas outra maneira de pensar sobre a consciência é como uma voz interior que mantém nossas ações de acordo com padrões morais publicamente defensáveis. Ela nos reforma".

Uma das vantagens da imunidade produzida pela vacinação é que um pequeno número de pessoas pode abrir mão da vacinação sem se pôr ou pôr os outros em risco muito maior. Mas o número exato dessas pessoas – o limiar em que se perde a imunidade de grupo e o risco de doença aumenta muito para os vacinados e os não vacinados – varia, dependendo da doença, da vacina e da população em questão.[116] Em muitos casos, conhecemos o limiar somente depois de ultrapassá-lo. E isso põe o objetor de consciência na posição precária de contribuir potencialmente para uma epidemia. Nesse ponto, podemos sofrer o que os economistas chamam de *risco moral*, uma tendência a assumir riscos imprudentes quando estamos protegidos por seguros. Nossas leis permitem que algumas pessoas se isentem da vacinação por razões médicas, religiosas ou filosóficas. Mas decidir por nós mesmos se devemos fazer parte desse grupo é, com efeito, uma questão de consciência.

Em uma parte de *The Vaccine Book* intitulada "É sua responsabilidade social vacinar seus filhos?", o dr. Bob pergunta: "Podemos culpar os pais por colocar a saúde de seu filho acima da saúde das crianças ao redor dele?". Trata-se de uma pergunta retórica, mas a resposta implícita do dr. Bob não é a minha. Em outra seção do livro, o dr. Bob diz a respeito de seu conselho aos pais que temem a vacina tríplice: "Eu também os advirto a não compartilhar seus temores com seus vizinhos, porque se demasiadas pessoas evitarem a vacina tríplice, é provável que a incidência dessas doenças aumente significativamente".[117]

Não preciso consultar um especialista em ética para perceber que há algo de errado nisso, mas minha irmã esclarece meu desconforto: "O problema está em fazer uma isenção especial apenas para si mesmo". Isso a faz lembrar de uma maneira de pensar proposta pelo filósofo John Rawls: imagine que você não sabe que posição vai ocupar na sociedade – rico, pobre, com instrução, com plano de saúde, sem acesso a assistência médica, criança, adulto, HIV positivo, sistema imunológico saudável etc. – mas está ciente de toda a gama de possibilidades. O que você iria querer nessa situação é uma política que seja igualmente justa, independente da posição em que você acabar.

"Considere as relações de dependência", sugere minha irmã. "Você não possui seu corpo – não é isso que somos, nossos corpos não são independentes. A saúde de nossos corpos depende sempre de escolhas que outras pessoas estão fazendo." Nesse ponto, ela hesita por um momento, em busca de palavras, o que é raro para ela. "Nem sei como falar sobre isso", diz ela. "A questão é que há uma ilusão de independência."

Ao se tornar rainha, em 1558, Elizabeth I falou que habitava dois corpos: "Do ponto de vista natural, sou apenas um corpo, embora por Sua permissão, seja um corpo político para governar".[118] Ela tirou essa ideia da teologia política medieval, mas a noção de um corpo político já era antiga. Os gregos imaginavam o corpo político como ao mesmo tempo um organismo vivo e parte de um organismo cósmico maior; tanto o cidadão como a cidade eram corpos dentro de corpos.

Nossa crença contemporânea de que habitamos apenas um corpo, contido inteiramente dentro dos limites da nossa pele, veio do pensamento iluminista, que celebrou o indivíduo tanto na mente como no corpo. Mas o que definia um indivíduo permanecia um tanto impreciso. No final da era do Iluminismo, admitiu-se que o corpo de um escravo representava somente três quintos de uma pessoa. Algumas pessoas continuavam a ser partes de um todo, enquanto outras gozavam da ilusão de serem inteiras em si mesmas.

Em reação a uma definição de 1912 da individualidade biológica como a qualidade de "se tornar não funcional se cortado pela metade", Donna Haraway observa que essa exigência de indivisibilidade é problemática para as minhocas e as mulheres. E complementa: "Essa é a razão evidente da dificuldade que as mulheres tiveram para serem contadas como indivíduos nos discursos ocidentais modernos. Sua individualidade pessoal limitada é comprometida pelo talento perturbador de seus corpos para fazer outros corpos, cuja individualidade pode ter precedência sobre a delas, mesmo quando os pequenos corpos estão totalmente dentro de outros".[119] Uma das nossas funções, como mulheres, é ser dividida.

Quando meu filho me pergunta sobre seu umbigo, descrevo o cordão umbilical quase mitológico que outrora nos uniu. Aponto para o meu umbigo e digo a ele que todos nós já estivemos dentro de outro corpo, do qual nossas vidas dependiam. Até mesmo um menino de três anos, que ainda é totalmente dependente de mim, mas que já se acostumou a pensar nele mesmo como independente, acha isso desconcertante. Falando de um momento anterior ao Iluminismo, a rainha Elizabeth expressou um paradoxo que nos escapa até hoje: nossos corpos podem pertencer a nós, mas nós mesmos pertencemos a um corpo maior composto de muitos corpos. Nós somos, corporalmente, independentes e dependentes.

O corpo natural encontra o corpo político no ato da vacinação, onde uma única agulha penetra em ambos. A capacidade de algumas vacinas de gerar uma imunidade coletiva superior à imunidade individual produzida por essas mesmas vacinas sugere que a política não tem apenas um corpo, mas também um sistema imunológico capaz de protegê-la como um todo. Alguns supõem que o que é bom para o corpo político não pode ser bom para o corpo natural – que os interesses desses corpos devem estar em desacordo. Mas o trabalho dos epidemiologistas e imunologistas, e até mesmo dos matemáticos, aponta muitas vezes o contrário. Todos os tipos de análises de risco-benefício e modelos de imunidade de grupo tendem a levar à conclusão de que a vacinação beneficia tanto o indivíduo quanto o público. Quando usaram recentemente a teoria dos jogos para construir um modelo matemático de comportamento em relação à vacinação durante uma epidemia de gripe, pesquisadores de Harvard descobriram que mesmo "uma população de pessoas egoístas pode derrotar uma epidemia".[120] Nenhum altruísmo é necessário.

As vacinas são regulamentadas, recomendadas e distribuídas pelo Estado; existe uma relação muito literal entre governo e vacinação. Mas há também uma relação metafórica. As vacinas governam o sistema imunológico, no sentido de que impõem uma ordem particular a ele. Os inimigos britânicos da vacina no século XIX compararam seu movimento ao do Governo Autônomo para a Irlanda, fundindo o governo de um país com o governo de um corpo. Resistimos à vacinação em parte porque queremos nos governar.

As atitudes em relação ao Estado se traduzem facilmente em atitudes em relação à vacinação, em parte porque o corpo é uma metáfora pronta para a nação. O Estado tem uma cabeça, é óbvio, e o governo tem braços, com os quais pode exceder seu poder. Em *I Is an Other*, James Geary descreve um experimento projetado para estudar os efeitos de usar o corpo como metáfora para a nação. Os pesquisadores convidaram dois grupos de pessoas para ler um artigo sobre a história dos Estados Unidos que usava metáforas corporais – o país experimentou um "surto de crescimento" e trabalhou para "digerir" inovações. Antes de eles lerem esse artigo, os pesquisadores também pediram a um dos grupos que lesse um artigo que descrevia bactérias transmitidas pelo ar como nocivas. Os pesquisadores descobriram que o grupo que leu o artigo sobre bactérias nocivas apresentou depois uma probabilidade maior do que as pessoas que não o leram de expressar tanto preocupação com a contaminação corporal quanto opiniões negativas sobre a imigração, embora o artigo sobre a história americana não mencionasse a imigração. Sem que a metáfora se tornasse explícita para elas, essas pessoas tenderam a pensar nos imigrantes como bactérias que contaminam invasivamente o corpo da nação. Os pesquisadores concluíram que, quando duas questões estão metaforicamente ligadas, manipular a atitude de uma pessoa em relação a uma delas pode afetar a maneira como ela pensa sobre a outra.[121]

"Se o pensamento corrompe a linguagem", sugeriu George Orwell, "a linguagem também pode corromper o pensamento".[122] Metáforas rançosas reproduzem o pensamento rançoso. Metáforas mistas confundem. E as metáforas fluem em duas direções: pensar sobre uma coisa em termos de outra pode iluminar ou obscurecer ambas. Se nosso senso de vulnerabilidade corporal pode contaminar nossa política, então nosso senso de impotência política deve influir no modo como tratamos nossos corpos.

Na primavera seguinte à pandemia de gripe H1N1, quando meu filho tinha um ano de idade, a plataforma de petróleo Deepwater Horizon explodiu. Onze trabalhadores morreram e a cabeça do poço no fundo do mar começou a vazar petróleo no Golfo do México. Derramou 210 milhões de galões (quase 5 milhões de barris, 780 mil metros cúbicos) durante 87 dias. As mães que eu conhecia já não falavam sobre a gripe, mas sobre o vazamento de petróleo. Nenhuma de nós disse isso explicitamente, mas o vazamento contínuo parecia simbólico de tudo o que não podíamos controlar na vida de nossos filhos.

Um dia telefonei chorando ao meu marido para lhe dizer que precisávamos de um novo colchão para o berço de nosso filho. "Está bem", ele disse cauteloso, sem entender a necessidade do novo colchão nem minhas lágrimas. Naquela manhã, minha leitura sobre vacinas me levara, por um caminho sinuoso, a um artigo sobre os produtos químicos utilizados para fazer o plástico, o que me levou a um artigo sobre os riscos potenciais das mamadeiras de plástico para a saúde, o que me levou a um artigo sobre os gases liberados pelo plástico usado frequentemente para revestir colchões infantis. Grande parte da pesquisa sobre esse assunto era preliminar e muitas das preocupações eram especulativas. Mas até o meio-dia eu já tinha lido o suficiente para começar a me perguntar sobre o colchão do meu filho, onde ele dormia uma média de doze horas por noite. Depois de examinar a etiqueta no colchão e trocar mensagens com o fabricante, falei com meu pai, que me assegurou que meu filho estava bem, tendo em vista todo o ar que circulava em torno dele enquanto ele dormia, mas reconheceu que, sim, sabia de um caso em que pessoas haviam ficado doentes devido aos interiores de automóveis feitos de cloreto de polivinila (PVC), o tipo de plástico que revestia o colchão do meu filho.

Não foi isso que me levou a lágrimas. O motivo foi que eu já havia descoberto, no primeiro ano da vida do meu filho, que algumas fraldas descartáveis continham um produto químico que provocava nele uma erupção ardente vermelha. E que a pasta de dente que usei pela primeira vez em seus quatro dentes minúsculos, uma marca "natural", continha um aditivo que causava bolhas no interior de sua boca. Tal como eu, meu filho é excepcionalmente sensível a certos produtos químicos, então tentei não tomar isso como uma indicação de que estávamos nadando no perigo. Mas depois que fiquei sabendo, por intermédio de outra mãe, que a FDA não tem autoridade para regulamentar cosméticos, inclusive xampus e loções para bebês, do mesmo modo que regulamenta os produtos farmacêuticos, me vi paralisada na farmácia, olhando para os ingredientes da loção que nosso pediatra recomendara para a pele do meu filho, muito rachada pelo vento que sopra do lago Michigan.

Naquele momento, quantidades sem precedentes do dispersante químico Corexit eram pulverizadas por aviões sobre o vazamento de petróleo da Deepwater. O Corexit era um de 62 mil produtos químicos liberados pela Lei de Controle de Substâncias Tóxicas de 1976 sem passar por nenhuma revisão de saúde ou segurança. Os dispersantes de petróleo são plastificantes, como os produtos químicos presentes no colchão do meu filho. Mas os plastificantes do colchão tornam-se infinitesimais quando comparados aos 1,84 milhão de galões de dispersante jogados sobre o vazamento. Como a Agência de Proteção Ambiental (Environmental Protection Agency, EPA) observou na época, o Corexit não era o dispersante mais seguro, nem o mais eficaz existente no mercado – era simplesmente o que estava disponível mais de imediato para a BP logo após o vazamento.[123] Em maio, a EPA pediu que um dispersante menos tóxico fosse usado no vazamento, mas a BP não obedeceu. Embora a plena compreensão de sua toxicidade ainda esteja em estudo, a principal virtude do Corexit parece ter sido fazer o vazamento de petróleo aparentemente desaparecer.

Não me senti confortada pelo fato de o petróleo, em alguma forma menos visível, ainda estar poluindo a água, matando corais, tartarugas marinhas e golfinhos, e pondo tudo em perigo, de tubarões-baleia a plantas marinhas. Na esteira do colapso de uma indústria financeira desregulamentada, fiquei em pânico com o vazamento de uma indústria petrolífera mal regulamentada e o vazamento de uma indústria química pouco regulamentada. "Se o nosso governo", gritei para meu marido, "não consegue manter ftalatos fora do quarto do meu bebê e parabenos fora de sua loção, e 210 milhões de galões de petróleo bruto e 1,84 milhão de galões de dispersante fora do Golfo do México, pelo amor de Deus, então para que ele serve?". Depois de uma pausa, meu marido falou: "Entendo o que você está dizendo", com uma voz que reconheci como sendo a primeira medida de um esforço concertado para conter minha ansiedade desenfreada. "Por enquanto, vamos comprar um colchão novo", disse ele. "Comecemos por aí."

Em imunologia, o termo "regulação" refere-se às estratégias que o corpo emprega para evitar causar dano a si mesmo. Um dos motivos de nos sentirmos doentes quando estamos doentes é que nosso sistema imunológico não é inteiramente benevolente com o nosso corpo. A febre que retarda o crescimento de bactérias pode, se ficar muito alta, danificar as enzimas do corpo. A inflamação que protege as células pode, se persistir, causar dano aos tecidos. E os sinais químicos essenciais para uma resposta imune podem, em quantidades excessivas, levar à falência de órgãos. Quando não são controlados, os impulsos protetores podem ser tão perigosos quanto necessários.

"No outono de 1901, a regulação era uma ideia controversa", escreve o historiador Michael Willrich. "Poucos meses depois, era uma lei federal."[124] O que aconteceu no meio-tempo foi um surto de varíola em Camden, Nova Jersey, onde nove crianças morreram depois de receberem uma vacina contra varíola contaminada com tétano.[125] Ao longo do século seguinte, a produção de vacinas se tornaria lentamente uma das nossas indústrias mais bem regulamentadas. A fabricação de vacinas e seus testes são agora supervisionados pela FDA e pelo CDC, e a segurança da vacina é medida por avaliações periódicas independentes realizadas pelo Instituto de Medicina. As vacinas estão sujeitas a uma vigilância contínua por meio de uma base de dados nacional[126] que recolhe relatórios de efeitos colaterais e um banco de dados que rastreia registros médicos de grandes prestadores de assistência à saúde. Mas a presença de regulação assemelha-se à ausência de regulação, no sentido de que nenhuma das duas é muito visível.

"O que mais há no ar que eu não consigo ver?", perguntou meu filho depois que expliquei a ele as ondas de rádio. Falo então sobre raios X e micro-ondas. Quando faço uma pausa, sem saber se devo mencionar radônio e poluição, meu marido começa a falar sobre a luz solar: "As explosões no Sol produzem partículas minúsculas chamadas neutrinos. Esses neutrinos voam para fora do Sol e viajam através da atmosfera. Eles são tão pequenos que passam direto através de nossos corpos sem que a gente os sinta. Pense nisso – temos pequenos pedaços do Sol passando por nossos corpos o tempo todo! Temos a luz do Sol em nós!".

Sou grata por essa ode ao invisível, porque acabo de ler *Primavera silenciosa* e minha mente está cheia de invisíveis do mal. "Nessa contaminação agora universal do ambiente", escreve Carson, "os produtos químicos são os parceiros terríveis e pouco reconhecidos da radiação na mudança da própria natureza do mundo – a própria natureza de sua vida." Isso pode ser verdade, mas a radiação também assume a forma da luz do Sol, como lembra meu marido.

É ao mesmo tempo um luxo e um perigo sentir-se ameaçado pelo invisível. Em Chicago, onde 677 crianças foram mortas a tiro no ano seguinte ao nascimento do meu filho, ameaças menos tangíveis conseguem ainda assim chamar mais a minha atenção. Enquanto crianças de dois anos de idade levam tiros em outras partes da cidade, eu me preocupo com o perigo embutido na tinta que descasca dos brinquedos do meu filho e das paredes ao redor dele. Temo que esteja entremeado às roupas que ele veste, que esteja no ar que ele respira, na água que bebe e na comida comprometida com que o alimento.

Se nos vemos vivendo num mundo de males invisíveis, o sistema imunológico, essa entidade em grande parte conceitual dedicada a nos proteger de ameaças invisíveis, assumirá inevitavelmente uma importância desproporcional e uma função distorcida. "O sistema imunológico 'em perigo' é uma metáfora para o sentimento predominante de vulnerabilidade do indivíduo humano num mundo hostil", observa o médico Michael Fitzpatrick.

É provável, observa ele, que a expressão "sistema imunológico" tenha sido uma metáfora desde sua criação. Num contexto médico, a palavra "sistema" costumava se referir a um conjunto de órgãos ou tecidos, mas os imunologistas que a adotaram pela primeira vez usaram-na num sentido mais amplo. "Por que a expressão 'sistema imunológico' foi aceita de forma tão ampla e rápida?", pergunta a historiadora da imunologia Anne-Marie Moulin. A resposta, segundo ela, está em sua "versatilidade linguística", a capacidade de conter muitos conceitos e múltiplos entendimentos.[127] Ela passou a fazer parte do vocabulário médico poucos anos depois de sua introdução na ciência e caiu em uso popular na década de 1970. "Embora tenha sido tomada emprestada da ciência da imunologia", escreve Fitzpatrick, "seu novo significado foi preenchido com ideias derivadas de influentes tendências contemporâneas, notadamente do ambientalismo, da saúde alternativa e do misticismo do New Age."[128]

O sistema imunológico também agregou significados a partir do surgimento da teoria dos sistemas nas ciências naturais e sociais. A teoria dos sistemas, observa a antropóloga Emily Martin, tornou-se um modelo difuso para o modo de pensar sobre nosso ambiente e nossos corpos. Onde a máquina, com seus componentes distintos, era a metáfora mais disponível para o corpo, agora tendemos a pensar nele como um sistema complexo – um campo sensível e não linear com mecanismos reguladores complexos.

"Quais são algumas das possíveis ou prováveis consequências da ideia de corpo como um sistema complexo?", pergunta Martin. "A primeira consequência pode ser descrita como o paradoxo de se sentir, ao mesmo tempo, impotente e responsável por tudo, uma espécie de impotência empoderada." Se alguém se sente pelo menos parcialmente responsável pela própria saúde, explica ela, mas entende o corpo como um complexo ligado a outros sistemas complexos, inclusive a comunidade e o meio ambiente, a tarefa de controlar todos os fatores que podem afetar a saúde de alguém se torna esmagadora.[129]

Sentir-se ao mesmo tempo impotente e responsável por tudo é também uma boa descrição, creio eu, do estado emocional induzido pela cidadania nos Estados Unidos. Nossa democracia representativa nos dota de uma de impotência empoderada. Trata-se de um problema de governança, mas é também algo mais, como sugere Rachel Carson ao dizer: "Para cada um de nós, assim como para o melro em Michigan ou o salmão no Miramichi, trata-se de um problema de ecologia, de inter-relações, de interdependência".

"Todos que nascem têm dupla cidadania, no reino dos sãos e no reino dos doentes", escreveu Susan Sontag em sua introdução à *Doença como metáfora*. "Apesar de todos preferirmos só usar o passaporte bom, mais cedo ou mais tarde nos vemos obrigados, pelo menos por um período, a nos identificarmos como cidadãos desse outro lugar."

Sontag escreveu essas palavras quando tratava de um câncer, sem saber quanto tempo ainda tinha de vida. Ela explicou mais tarde que escreveu para "tranquilizar a imaginação". Aqueles de nós que viveram a maior parte de suas vidas no reino do bem podem achar que nossa imaginação já é plácida. Nem todos nós pensamos na saúde como um estado transitório do qual podemos ser exilados sem aviso prévio. Alguns preferem assumir a saúde como uma identidade. "Sou saudável", falamos uns aos outros, querendo dizer que comemos certos alimentos e evitamos outros, que fazemos exercícios e não fumamos. Está implícito que a saúde é a recompensa por viver da maneira como vivemos, e o estilo de vida é a sua própria variedade de imunidade.

Quando a saúde passa a ser uma identidade, a doença não se torna algo que acontece com você, mas quem você é. Seu estilo de vida – entendi a partir do modo como a expressão "estilo de vida" era usada no curso de saúde do colégio – é limpo ou sujo, seguro ou inseguro, livre de doença ou propenso à doença. O curso de saúde da minha escola dedicava-se em grande parte a instruir sobre a Aids, e isso aconteceu quando a epidemia já estava presente por tempo suficiente para que nos lembrassem repetidamente – ao mesmo tempo que nos informavam sobre todas a maneiras pelas quais a doença poderia ser transmitida – que a Aids não se transmitia por contato casual. Para incentivar nossa empatia pelos infectados, mostraram-nos um documentário sobre um menino hemofílico que contraíra o HIV através de uma transfusão de sangue. Ele não se envolvera em nenhum dos comportamentos de risco contra os quais nos haviam advertido, e a mensagem pretendida era que existiam de fato vítimas inocentes dessa doença. O corolário não dito era que outras pessoas com HIV eram culpadas por sua infecção.

Minha geração chegou à idade adulta à sombra da epidemia de Aids e, ao que parece, ela nos fez acreditar que é possível evitar a doença levando uma vida cautelosa e limitando o nosso contato com os outros, em vez de que somos todos vulneráveis à doença. "A fobia do câncer nos ensinou a temer o meio ambiente poluente", escreve Sontag, e "agora temos medo de pessoas poluentes, consequência inevitável da ansiedade causada pela Aids. Medo da taça da comunhão na missa, medo da sala de cirurgia: medo do sangue contaminado, seja o sangue de Cristo ou o do próximo. A vida – o sangue, os fluidos sexuais – é ela própria o veículo da contaminação".

A ansiedade gerada pela epidemia de Aids se refletiu em nossa atitude em relação à vacinação. As agulhas, como aprendemos com a Aids, podem transmitir a doença. A própria agulha tornou-se "suja". A Aids revela que nosso sistema imunológico é vulnerável à sabotagem e pode ser permanentemente desativado. As vacinas, que envolvem o sistema imunológico, são agora suspeitas de sabotadores potenciais, capazes, tememos, de produzir doenças autoimunes ou sobrecarregar o sistema imunológico de uma criança. Pode-se rastrear a origem desse medo de um sistema imunológico "sobrecarregado", chegando na Aids: o vírus HIV, como aprendi nas aulas de saúde, se esconde em nossas células T e se prolifera em silêncio, até que libera uma explosão de cópias de si mesmo que sobrecarrega nosso sistema. E depois, há a presença inquietante, ainda que remota ou conceitual, do sangue e dos corpos de outras pessoas nas próprias vacinas. Tirados do seu contexto, alguns dos componentes envolvidos na produção de vacinas – albumina humana, fragmentos de proteínas de células humanas, DNA residual –[130] insinuam que detritos de outros corpos estão sendo injetados em nós.

As informações sobre a Aids nos ensinaram a importância de proteger nossos corpos do contato com outros corpos, e isso parece ter criado outro tipo de insularidade: a preocupação com a integridade do sistema imunológico individual. Construir, reforçar e complementar o sistema imunológico pessoal é uma espécie de obsessão cultural de hoje. Conheço mães que acreditam que isso é um substituto viável para a vacinação, e que creem estar criando crianças com sistemas imunológicos superiores. Mas crianças com sistemas imunitários superiores ainda podem transmitir doenças. O portador de coqueluche, assim como de poliomielite, Hib e HIV, pode não apresentar sintomas. Quando perguntei a uma amiga como ela se sentiria se seu filho contraísse uma doença infecciosa e não sofresse com isso, mas a transmitisse para alguém mais vulnerável que sofreria, ela me olhou com surpresa. Não tinha pensado nessa possibilidade.

"O sistema imunológico estaria no cerne de uma nova encarnação do darwinismo social que possibilita distinguir pessoas de diferentes 'qualidades' umas das outras?", pergunta a antropóloga Emily Martin.[131] Ela acredita que a resposta pode ser afirmativa. Em seu estudo, algumas pessoas manifestaram o que ela chama de "machismo imunológico", dizendo, por exemplo, que seu sistema imunológico "é do cacete". Uma pessoa sugeriu, nas palavras de Martin, que "pessoas sem um bom padrão de vida precisam de vacinas, ao passo que as vacinas só entupiam os sistemas mais refinados das classes média ou alta". Mesmo supondo que certos sistemas imunológicos sejam do cacete, o problema continua sendo que a vacinação, em muitos casos, é mais perigosa para pessoas com sistemas imunológicos comprometidos. Aqueles que têm a imunidade debilitada dependem de pessoas com sistemas imunológicos mais funcionais para ter imunidade e nos proteger de doenças.

"A Aids é um problema de todos", afirmou o vice-presidente da Cruz Vermelha em 1987, embora a cobertura da mídia, conforme observou o jornalista Richard Goldstein, posicionasse o americano médio como testemunha da epidemia, a salvo da infecção. Eu me vi nessa posição, levada a considerar a Aids como um problema que dizia respeito a homens homossexuais e à África. Esse pensamento implica que a doença acontece com outras pessoas, gente que não é boa nem limpa. Que essa atitude vai além da Aids fica evidente na indignação manifestada a respeito da vacinação de recém-nascidos contra a hepatite B, outra doença transmitida pelo sangue. Essa vacina é frequentemente usada para ilustrar o absurdo de um sistema de saúde pública que vacinaria um bebê recém-nascido contra uma doença sexualmente transmissível.

"Por que estabelecer como alvo 2,5 milhões de recém-nascidos e crianças inocentes?", pergunta Barbara Loe Fisher a respeito da vacina contra hepatite B.[132] Subentende-se, com a palavra "inocente", que somente aqueles que não são inocentes precisam de proteção contra a doença. Todos nós que crescemos durante a epidemia de Aids fomos expostos à ideia de que a Aids era um castigo para a homossexualidade, a promiscuidade e o vício. Mas, se a doença é uma punição por alguma coisa, é apenas uma punição por estar vivo.

Quando eu era criança, perguntei a meu pai o que causa o câncer e ele parou por um longo momento antes de dizer: "A vida. A vida causa câncer". Tomei isso como uma maneira engenhosa de se esquivar, até que li a história do câncer escrita por Siddhartha Mukherjee, na qual ele não somente argumenta que a vida causa o câncer, como diz que *somos* o câncer. "Em seu núcleo molecular inato", escreve Mukherjee, "as células cancerosas são cópias de nós mesmos, dotadas de capacidade de sobrevivência, hiperativas, fragmentárias, fecundas e inventivas". E isso, ele observa, "não é uma metáfora".[133]

Quando meu filho fez quatro anos, dei para ele uma edição ricamente ilustrada de *Aventuras de Alice no País das Maravilhas*, mas não demorou muito para que eu percebesse que esse era um presente para mim, não para ele. Quando Alice começou uma discussão com um dodô no início do livro, meu filho ficou entediado. A perplexidade e a desorientação de Alice, que eu esperava que pudessem falar à experiência do meu filho de ser uma criança no mundo dos adultos, falou em vez disso à minha própria experiência de navegar no mundo da informação. Estar perdida no País das Maravilhas é como me sinto ao aprender sobre um tema desconhecido, e a pesquisa é inevitavelmente um buraco de coelho. Eu caí nele ao pesquisar sobre imunização, e caí, e caí, descobrindo que o buraco era muito mais profundo do que tinha imaginado. Como Alice, passei por prateleiras cheias de livros, em quantidade muito maior do que eu conseguiria ler. Como Alice, cheguei a portas trancadas. "Beba-me", ordenou-me uma fonte. "Coma-me", disse-me outra. Elas provocaram efeitos opostos – cresci e encolhi, acreditei e não acreditei. Chorei e então me vi nadando em minhas próprias lágrimas.

No começo da minha pesquisa, li um artigo sobre três processos de possíveis danos causados por vacinas que vinham percorrendo os tribunais nos últimos sete anos, e tinham sido finalmente decididos. Esses três casos foram selecionados como os mais fortes entre mais de 5 mil casos semelhantes levados a uma divisão especial do Tribunal de Reclamações Federais dos Estados Unidos, popularmente conhecido como "Tribunal das Vacinas",[134] e que serviriam para estabelecer jurisprudência quanto a se considerar o autismo um dano provocado por vacina.

O ônus da prova no Tribunal das Vacinas é relativamente leve, e os casos são julgados por *special masters*, advogados especialmente designados que usam "mais provável do que não" como diretriz para o julgamento, ou, como diz um deles, "50% mais uma pluma". Mesmo assim, as provas de que a vacinação levou ao autismo foram insuficientes em todos os três casos. Em sua decisão sobre *Colten Snyder vs. HHS*, a *special master* Denise Vowell escreveu: "Para concluir que o problema de Colten foi consequência da vacina tríplice, um observador objetivo teria de imitar a Rainha Branca de Lewis Carroll e ser capaz de acreditar em seis coisas impossíveis (ou pelo menos altamente improváveis) antes do café da manhã".[135]

O problema, obviamente, é que acreditar em coisas muito improváveis é algo que todos fazemos antes do café da manhã. O que torna a ciência emocionante é a sugestão de que as coisas improváveis são de fato possíveis. Por exemplo, que o pus de uma vaca doente pode ser esfregado numa ferida de uma pessoa e torná-la imune a uma doença mortal é um fato tão difícil de acreditar hoje como era em 1796. Ao entrarmos no mundo da ciência, estamos no País das Maravilhas. Isso parece tão verdadeiro para os cientistas quanto para os leigos. Mas a diferença para aqueles que não são cientistas é que, como acontece com outras notícias, o que chega até nós do país da ciência é frequentemente o que dá suporte aos nossos medos preexistentes.

Desde que engravidei, li estudos que sugeriam uma relação entre o autismo e a proximidade que uma família morava de uma autoestrada, o uso de antidepressivos pela mãe, a idade do pai no momento da concepção e a infecção da mãe com gripe durante a gravidez. Mas nenhum desses motivos desfrutou da mesma divulgação que obteve um pequeno estudo inconclusivo que sugeriu uma relação entre vacinação e autismo. "Vivemos numa cultura midiática", observa a escritora Maria Popova, "que transforma as sementes do conhecimento científico em manchetes sensacionalistas e definitivas sobre o gene da obesidade, da linguagem ou da homossexualidade e identifica onde o amor, o medo ou a apreciação de Jane Austen se localizam precisamente no cérebro – embora saibamos que não é o apego às respostas, mas a aceitação da ignorância que impulsiona a ciência".[136]

Soterrada pelas informações encontradas na minha pesquisa sobre vacinação, comecei a notar que a própria informação é, às vezes, também soterrada. Enquanto procurava a fonte do rumor de que a vacina H1N1 continha esqualeno, encontrei dezenas de sites e blogs com artigos relevantes, mas eram todos o mesmo artigo, "Squalene: The Swine Flu Vaccine's Dirty Little Secret Exposed" [Esqualeno: a revelação do pequeno segredo sujo da vacina contra a gripe suína], escrito pelo médico Joseph Mercola e originalmente publicado por ele mesmo em seu site. As reproduções do artigo de Mercola que proliferaram na internet no início da pandemia não foram corrigidas, e assim permanecem. Mas quando consegui acessar a versão em seu site, no outono de 2009, o artigo original já incluía uma correção no cabeçalho, esclarecendo que nenhuma das vacinas contra a H1N1 distribuídas nos Estados Unidos continha esqualeno. Isso não era um simples detalhe, mas o artigo se tornara viral antes de ter sido corrigido. Como um vírus, ele se reproduziu muitas vezes, soterrando informações mais confiáveis sobre a vacina.

Durante séculos, antes que palavra "vírus" fosse utilizada pela primeira vez para descrever um tipo específico de micro-organismo, ela era usada de maneira mais geral para qualquer coisa que espalhasse doença – pus, ar, até mesmo papel. Agora, um bit de código de computador ou o conteúdo de um site podem ser virais. Mas, tal como acontece com o tipo de vírus que infecta os seres humanos, esse conteúdo não pode se reproduzir sem *hosts* [hospedeiros].

A desinformação que encontra um *host* [servidor] desfruta de uma espécie de imortalidade na internet, onde ela se torna um morto-vivo. Quando pedi a outras mães que compartilhassem comigo as informações em que se basearam para tomar uma decisão quanto à vacinação, um dos primeiros artigos que me enviaram foi "Imunidade mortal", de Robert F. Kennedy Jr., publicado na revista *Rolling Stone* e on-line em *Salon*, onde já havia recebido, quando o li, cinco correções factuais significativas. Um ano depois, *Salon* retratou-se inteiramente. O editor explicou que essa decisão incomum foi tomada porque a história era falha não apenas em seus fatos, mas também em sua lógica, o que era mais difícil de corrigir. Um ex-editor criticou a retratação, observando que a retirada do artigo do site de *Salon* não o tornou indisponível – ele está hospedado em vários outros sites –, mas apagou a única versão do artigo que havia sido corrigida.[137]

Os cientistas gostam de dizer que ciência se "autocorrige", o que significa que os erros em estudos preliminares são, idealmente, revelados por estudos posteriores. Um dos princípios fundamentais do método científico é que os resultados de um estudo devem ser reprodutíveis. Até que os resultados de um pequeno estudo sejam confirmados por um estudo maior, eles são pouco mais do que uma sugestão para pesquisas futuras. A maioria dos estudos não é incrivelmente significativa por conta própria, mas ganha ou perde o significado do trabalho feito em torno deles. E, como observou o pesquisador em medicina John Ioannidis, "a maioria dos resultados de pesquisas publicados é falsa".[138] As razões para isso são muitas, e incluem viés, tamanho do estudo, projeto do estudo e as próprias perguntas que o pesquisador faz. Isso não significa que a pesquisa publicada deva ser desconsiderada, mas que, como conclui Ioannidis, "o que importa é a totalidade das provas".[139]

Pensar em nosso conhecimento como um corpo indica o dano que pode ser provocado quando uma parte desse corpo é arrancada de seu contexto. Uma boa quantidade de desmembramentos desse tipo continua a acontecer nas discussões sobre vacinação, nas quais estudos individuais são frequentemente usados para embasar posições ou ideias que não são sustentadas pelo corpo como um todo. "Toda ciência pode ser assemelhada a um rio", propõe o biólogo Carl Swanson. "Tem o seu começo obscuro e despretensioso; tem seus trechos tranquilos, tanto quanto as suas corredeiras; tem seus períodos de seca, como suas fases de enchente. Ganha impulso, em consequência do trabalho de muitos investigadores, bem como em decorrência da alimentação proporcionada por outras correntes de pensamento, que para ali fluem; é aprofundada e alargada por conceitos e generalizações que vão sendo gradualmente desenvolvidos."[140]

Quando investigamos provas científicas, é preciso considerar todo o corpo de informações, ou examinar todo o corpo de água. E se o corpo é grande, isso se torna uma tarefa impossível para uma única pessoa. Um comitê de dezoito especialistas médicos levou dois anos, por exemplo, para examinar 12 mil artigos revisados por pares, a fim de preparar o relatório de 2011 sobre os efeitos colaterais da vacina para o Instituto de Medicina. O comitê contava com um especialista em métodos de pesquisa, um especialista em doenças autoimunes, uma autoridade em ética médica, uma autoridade em reações imunes da infância, um neurologista infantil e um pesquisador dedicado ao estudo do desenvolvimento cerebral. Além de confirmar a segurança relativa das vacinas, o relatório ilustrou o tipo de colaboração necessária para abrir caminho entre as informações agora disponíveis para nós. Não conhecemos sozinhos.

Drácula foi publicado em 1897, numa época em que a reforma da educação na Grã-Bretanha resultou em taxas de alfabetização sem precedentes. As informações circulavam de novas maneiras, alcançando pessoas que antes não tinham acesso a elas. Foi também uma época em que surgiram novas tecnologias, mudando rapidamente o modo de vida das pessoas. Em outras palavras, uma época não muito diferente da nossa.

Muitas invenções de então aparecem em *Drácula*, entre elas, a máquina de escrever. O cenário do romance é "o século XIX fulminando este lugar com sua atualíssima vingança", como observa um dos personagens, antes de acrescentar premonitoriamente: "Mesmo assim, a menos que meus sentidos me enganem, as coisas do passado exerceram e ainda exercem poderes peculiares, que a simples modernidade não consegue derrotar". A heroína de *Drácula* é uma mulher trabalhadora que datilografa seu próprio diário e transcreve uma série de outros documentos que se tornam coletivamente o romance. Sua trama depende da máquina de escrever em tal medida que isso sugere que o livro é, em parte, sobre tecnologias para reproduzir informações. Bram Stoker parece otimista a respeito dessas tecnologias, no sentido de que elas contribuem para o triunfo do bem sobre o mal. Mas as ansiedades em relação às incertezas da vida moderna conduzem o enredo do romance e, como observou uma resenha de 1897, o vampiro acaba sendo morto à maneira medieval: um inglês o decapita enquanto um americano enfia um facão *bowie* em seu coração.

Drácula não tem um narrador único. A história se desenrola através de uma coleção de anotações de diário, cartas e artigos de jornal. Cada um desses documentos registra as observações de uma pessoa que testemunhou alguma coisa das façanhas de Drácula, e é somente a reunião dessas observações que faz surgirem provas suficientes para que os personagens centrais concluam que estão lidando com um vampiro. Logo no início no livro, um personagem anota em seu diário, depois de encontrar Drácula pela primeira vez, que sua mão está fria, "mais parecida com a mão de um morto do que de um homem vivo", mas somente muito mais tarde se descobrirá que ele é um morto-vivo. O leitor, tendo acesso a todos os documentos, entende o que está acontecendo muito antes dos personagens do livro.

Os caçadores de vampiros referem-se com frequência a sua crescente coleção de documentos, como se suas observações não pudessem existir sem eles. "Podemos ver em todo o texto a insistência no valor fundamental do conhecimento empírico registrado na luta contra o desconhecido misterioso", escreve o crítico literário Allan Johnson.[141] Drácula é o desconhecido, tanto como é a doença. O romance pergunta: como sabemos o que sabemos? É uma pergunta destinada a perturbar o leitor e, mais de um século depois, ainda é uma pergunta inquietante.

Pouco antes de sair de Londres, o conde Drácula se vinga de seus perseguidores, jogando no fogo os documentos originais, os diários, as cartas e os registros que guardaram de suas observações. Tudo o que resta é uma cópia datilografada desses documentos, que devemos entender que é o livro que acabamos de ler. Uma vez que se trata de uma cópia e não de um original, não se pode acreditar nela, observa um personagem em sua última anotação no final do livro: "Mesmo com esse calhamaço de evidências, no entanto, não pretendemos nem esperamos convencer ninguém de que nossa fantástica história tenha de fato acontecido".

O conhecimento é, por sua natureza, sempre incompleto. "Um cientista nunca tem certeza", lembra o cientista Richard Feynman.[142] Tampouco um poeta, diria John Keats. "Capacidade negativa" foi sua expressão para a capacidade de ruminar na incerteza.[143] Minha mãe, que é poeta, instila essa habilidade em mim desde que eu era criança. "Você tem de se apagar", diz ela, querendo dizer que devo abandonar o que acho que sei. Ou "viva as perguntas", como Rainer Maria Rilke escreve nas *Cartas para um jovem poeta*. Minha mãe me lembra que isso é tão essencial para a maternidade quanto para a poesia – devemos viver as perguntas que nossos filhos nos fazem.

Pouco depois de completar quatro anos, meu filho dormia nos meus braços como um bebê recém-nascido pesado, enquanto a médica frisava para mim que suas alergias, que agora incluíam alergias a alimentos, poderiam representar uma séria ameaça para a saúde dele. Em parte, foram minhas observações que nos levaram a esse diagnóstico, mas duvidei tanto de mim como da médica enquanto olhava para meu filho, que parecia perfeitamente seguro em seu sono. Depois que a médica saiu da sala, uma enfermeira demonstrou como usar o EpiPen, ao qual eu teria de recorrer se meu filho tivesse alguma vez uma reação que significasse uma ameaça à sua vida. "Eu sei", ela disse quando viu lágrimas em meus olhos, enquanto fingia golpear-se vigorosamente na coxa com a seringa. "Espero que nunca tenha de fazer isso." Mais tarde, eu leria com cuidado todas as informações que a médica me dera, ainda desejando secretamente que nada daquilo fosse verdade e que a comida não pudesse fazer mal ao meu filho.

Nas listas infindáveis de coisas que meu filho foi aconselhado a evitar, um item em particular chamou minha atenção: a vacina contra a gripe sazonal. Crianças com alergias a ovo podem reagir a essa vacina, que é cultivada em ovos.[144] Meu filho já fora vacinado contra a gripe, assim como já tinha comido muitos ovos, mas eu via a ironia na possibilidade de que uma vacina representasse para ele um perigo especial. Pensando com a lógica de um mito grego, perguntei-me se o meu interesse pela imunidade tinha de maniera forma provocado a disfunção imunológica nele. Talvez eu tivesse dado a ele, como ao pobre Ícaro, asas frágeis.

Não admiti esse medo para a médica, mas perguntei a ela o que eu tinha feito para provocar essas alergias. Eu esperava reverter o dano, ou pelo menos detê-lo. De início, não me ocorreu a possibilidade de que eu não tivesse culpa. A médica, que também era mãe, passou algum tempo me assegurando que, embora a origem das alergias seja misteriosa, era provável que não houvesse nada que eu pudesse ter feito de forma diferente. Eu mesma tenho alergias, assim como meu marido, por isso, se havia alguma culpa, sugeriu ela, era apenas a de ser portadora do material genético que carrego. Isso não me satisfez. Tampouco nada do que aprendi sobre alergias, a respeito das quais parece que sabemos muito pouco.

Há um trecho de *Um diário do ano da peste*, de Daniel Defoe, em que o narrador se pergunta como a doença encontra suas vítimas. Ele não acredita, como os outros, que é simplesmente um "raio enviado diretamente do céu". Está certo de que ela é transmitida de uma pessoa para a outra, "se espalhou por contágio, ou seja, por certos vapores e fumos que os médicos chamam de eflúvios, pela respiração e ou pelo suor ou pelo mau cheiro das feridas dos doentes. Ou, quem sabe, também por outros meios, até mesmo acima do alcance dos próprios médicos...".* Com efeito, demoraria mais de 150 anos para que os médicos soubessem que a peste bubônica é transmitida por pulgas.

À medida que a peste se espalha, o narrador de Defoe compreende que o contágio está em ação e esboça uma vaga

---

* Daniel Defoe. *Um diário do ano da peste*. Trad. de Eduardo S. San Martim. Porto Alegre: L&PM, 1987.

158

suspeita da teoria dos germes, mas a rejeita. A ideia de "seres invisíveis, que entravam no corpo pela respiração ou pelos poros com o ar e que lá dentro geravam ou liberavam os mais ativos venenos", lhe parece improvável. Ele ouviu dizer que, se uma pessoa com a peste bafora em um pedaço de vidro, "podem-se ver criaturas vivas no microscópio, com estranhas, monstruosas e horripilantes formas, tais como dragões, cobras, serpentes e demônios terríveis de se ver". Mas disso, escreve ele, "eu muito questiono a verdade". Tendo de encarar a peste e incapaz de compreender suas próprias observações, o narrador precisa lidar com teorias improváveis e pura especulação. Várias centenas de anos mais tarde, acho seu apuro assustadoramente familiar.

A peste bubônica ainda existe, mas deixou de ser A Peste. Os padecimentos que mais ceifam vidas em todo o mundo são agora doenças cardíacas, acidentes vasculares cerebrais, infecções respiratórias e Aids, que é o único desses males que tende a ser caracterizado como uma peste. O número de vidas que uma doença tira, como observa Susan Sontag, não é o que faz dela uma peste. Para ser promovida à peste, uma doença deve ser particularmente temida e provocar pavor. Eu presenciei o surgimento de uma série de doenças bem divulgadas, mas nunca me senti ameaçada pelo Ebola, pela Sars, pelo vírus do Nilo Ocidental ou pelo H1N1. Quando meu filho era bebê, eu temia o autismo, que parecia se espalhar como uma peste, particularmente entre os meninos. E quando ele passou a sofrer de alergias, uma após a outra, comecei a sentir pavor. A qualificação final para o que constitui uma peste talvez seja a proximidade de sua própria vida.

"Você consegue imaginar o que é ver as pessoas ao seu redor morrendo de uma doença e não saber o que a está causando, ou como ela é transmitida, ou quem será o próximo?", pergunto a um amigo enquanto leio *Um diário do ano da peste*. Ao mesmo tempo que digo isso, me ocorre que meu amigo morou em San Francisco no auge da epidemia de Aids e viu quase todo mundo que ele conhecia morrer de uma doença sobre a qual quase nada se sabia. San Francisco em 1989, lembra ele, não era muito diferente de Londres em 1665.

Mais tarde, talvez porque ainda esteja lidando com a estranheza de sentir que a peste de Londres está ao mesmo tempo perto e longe do meu próprio tempo e lugar, refaço a mesma pergunta. "Você consegue imaginar?", pergunto a meu pai. Por seu silêncio, entendo que ele pode. Meu pai vê doentes todos os dias – uma peste se desenrola sem parar diante dele. "Não temos corpos caindo das janelas", digo a ele com otimismo. "Não estamos cavando valas comuns."

"Sim", diz ele, "mas estamos semeando uma bomba". Ele se refere a bactérias resistentes aos antibióticos. O uso excessivo desse tipo de medicamento levou a cepas de bactérias que são difíceis de tirar do corpo. Uma delas ganhou o nome de *C. difficile*, devido a essa dificuldade. No caso da *C. difficile*, mais de 90% das infecções ocorrem após um tratamento com antibióticos. Um número alarmante dos pacientes que meu pai examina no hospital está infectado com bactérias resistentes.

A persistência de bactérias resistentes e o surgimento de novas doenças estão entre as principais ameaças à saúde pública do século XXI. Uma dessas ameaças vem de dentro e é o resultado de nossas práticas modernas. A outra vem de fora e não pode ser prevista por nossa medicina. Ambas falam aos nossos temores mais básicos. Mas as novas doenças, em sua capacidade de servir como metáforas para outros males estrangeiros e ansiedades em relação ao futuro, rendem mais publicidade. No momento em que escrevo, duas novas doenças estão nas manchetes. Uma é a gripe aviária que surgiu na China, a outra é um novo coronavírus que foi detectado pela primeira vez na Arábia Saudita. Este último, que constitui a doença nova mais ameaçadora do momento, recebeu o nome infeliz de síndrome respiratória do Oriente Médio (Middle East Respiratory Syndrome, Mers).

No século passado, houve três grandes pandemias de gripe, entre elas a pandemia da gripe espanhola de 1918, que matou mais gente do que a Primeira Guerra Mundial. Ela foi particularmente mortal para jovens adultos com sistema imunológico forte, uma vez que causou uma resposta imune avassaladora. Em 2004, o diretor da OMS anunciou que outra grande pandemia é inevitável. "Não é uma questão de *se*, mas de *quando*", me diz um amigo bioético. Com essa probabilidade no ar, novos surtos de gripe são muitas vezes acompanhados por uma enxurrada de artigos na mídia, alguns dos quais semeiam medo. Mas mesmo quando a gripe se transforma em estrangeira ou animal mediante um novo nome, como a gripe aviária chinesa ou gripe suína (H1N1), não corremos a imaginá-la como uma peste. A gripe é comum demais para provocar nosso medo do desconhecido. Ela não é exótica ou remota o suficiente para causar medo de coisas vindas do estrangeiro. Ela não é desfigurante o suficiente para ameaçar o sentimento de sermos nós mesmos. Ela não é transmitida de uma maneira que inspire repulsão moral ou ameaça de punição. Em outras palavras, a gripe não serve de metáfora muito boa para outros temores: ela tem de ser assustadora simplesmente pelo que é.

O pediatra Paul Offit mencionou, durante uma entrevista sobre o seu trabalho, que tinha examinado recentemente duas crianças hospitalizadas com gripe. Ambas tinham sido imunizadas contra tudo na infância, exceto contra gripe, e ambas acabaram em aparelhos de coração e pulmão. Uma sobreviveu, a outra morreu. "E então, no dia seguinte, quando alguém entra em seu consultório e diz que não quer tomar aquela vacina, deve-se respeitar essa decisão?", Offit me perguntou. "Pode-se respeitar o medo. O medo das vacinas é compreensível. Mas não se pode respeitar a decisão – é um risco desnecessário."

O fato de a pandemia de gripe H1N1 de 2009 não ter tirado mais vidas é às vezes considerado estranhamente um fracasso da saúde pública. "Depois de tudo dito e considerado", escreve o dr. Bob, "a agitação e o medo em torno da gripe H1N1 acabaram por ser injustificados."[145] A pandemia não foi tão ruim quanto poderia ter sido, mas não deixou de ter consequências. Algo entre 150 mil e 575 mil pessoas morreram de H1N1, mais de metade no Sudeste Asiático e na África, onde as medidas de saúde pública foram escassas. As autópsias sugerem que muitas das pessoas anteriormente saudáveis que sucumbiram à gripe foram mortas por sua reação imune – elas se afogaram em seu próprio fluido pulmonar.

A queixa de que as medidas preventivas contra a gripe foram desproporcionais à ameaça parece se aplicar melhor à ação militar no Iraque do que à nossa reação a um vírus imprevisível.[146] A vacinação antes da gripe, segundo os críticos, foi um ataque preventivo tolo. Mas o ataque preventivo na guerra tem efeitos diferentes da mesma ação na saúde pública: em vez de gerar conflito, como nosso ataque contra o Iraque, as medidas preventivas de saúde podem tornar desnecessários outros tratamentos. De qualquer modo, a prevenção, tanto da guerra como da doença, não é nosso ponto forte. "A ideia de medicina preventiva é pouco americana", observou o *Chicago Tribune* em 1975. "Ela significa, em primeiro lugar, reconhecer que o inimigo somos nós."[147]

Em 2011, estudos de uma vacina contra a H1N1 utilizada apenas na Europa revelaram que ela causou um aumento da incidência de narcolepsia na Finlândia e na Suécia. Relatórios iniciais sugerem que a vacina desencadeou narcolepsia em cerca de um em cada 12 mil adolescentes vacinados na Finlândia e em cerca de um em cada 33 mil na Suécia. A pesquisa está em andamento e há mais a ser descoberto, em particular o modo exato como a vacina pode ter contribuído para a narcolepsia naquele grupo etário e populacional em particular, mas o incidente já foi usado para confirmar os temores existentes de que somos nosso próprio inimigo. Um problema com uma vacina não é prova das inevitáveis deficiências da medicina, mas prova de que vamos, de fato, destruir a nós mesmos.

"O Apocalipse agora virou uma novela", escreve Sontag, "não 'Apocalipse agora', mas 'Apocalipse de agora em diante'. O apocalipse passou a ser um evento que está e não está acontecendo". Nesta era de apocalipse incerto, meu pai passou a ler os estoicos, o que não é um interesse inteiramente surpreendente para um oncologista. O que o atrai na filosofia deles, ele me diz, é a ideia de que não podemos controlar o que acontece conosco, mas podemos controlar como nos sentimos a respeito disso. Ou, como dizia Jean-Paul Sartre, "liberdade é o que você faz com o que lhe foi feito".

O que nos foi feito parece ser, entre outras coisas, que fizeram com que nos tornássemos medrosos. O que faremos com o nosso medo? Essa me parece uma questão central tanto da cidadania como da maternidade. Como mães, devemos de alguma forma harmonizar nosso poder com nossa impotência. Podemos proteger nossos filhos até certo ponto. Mas não podemos torná-los invulneráveis, não mais do que podemos tornar a nós mesmos invulneráveis. Como diz Donna Haraway, "a vida é uma janela de vulnerabilidade".[148]

A primeira vítima de Drácula quando ele chega à Inglaterra é uma bela jovem que se encontra fraca e pálida todas as manhãs, mas é mantida viva por meio de uma série de transfusões de sangue. Felizmente, três homens são apaixonados por ela, todos ansiosos por doar sangue. Um deles escreve em seu diário: "Esta é uma experiência que nenhum homem pode entender, até que tenha passado por ela: sentir o próprio sangue sair de seu corpo e entrar nas veias da mulher amada". Drácula gosta de mulheres bonitas, mas, até onde sabemos, não sente amor. O Drácula de Bram Stoker não se tornou um vampiro para gastar a imortalidade à procura de seu único amor verdadeiro, como sugere a adaptação de Francis Ford Coppola. Ele sempre foi cruel, mesmo em sua encarnação mortal como Vlad, o Empalador. Drácula, afinal, não é uma pessoa tanto quanto é a encarnação da doença. E os caçadores de vampiros que o perseguem não são pessoas, e sim metáforas dos melhores impulsos da medicina. Os vampiros bebem sangue, e os caçadores de vampiros doam sangue.

Enquanto espero com o braço estendido para doar sangue, penso nessa distinção. Meu filho, que agora decidiu usar uma capa, gosta de falar sobre caras maus e caras bons, apesar da minha insistência de que a maioria das pessoas é ambas as coisas.[149] Somos ao mesmo tempo vampiros e caçadores de vampiros, com capa e sem capa. Penso em Naomi King, a filha de

Stephen King, que certa vez explicou que, embora não goste muito do horror como gênero, se preocupa com a questão teológica de como nos tornamos amigos de nossos monstros. "Se demonizamos outras pessoas", disse ela, "e fazemos monstros uns dos outros e agimos de forma monstruosa – e todos nós temos essa capacidade –, então como não nos tornamos monstros nós mesmos?"[150]

"Quer um pouco de sangue?", perguntou recentemente meu filho, segurando contra o meu braço os terminais da bateria de um finado detector de fumaça, imitando uma transfusão. Quando a operação terminou, ele disse orgulhosamente: "Agora você não precisa comer". Ele acha que sou um vampiro. E sou, de certa maneira. Estou aqui doando sangue como um antídoto para o meu próprio vampirismo. Também estou doando para reembolsar o empréstimo que recebi de algum doador anônimo. Tento imaginar esse doador agora enquanto olho para as pessoas que estão nas cadeiras em frente a mim: um homem musculoso estudando fichas de memorização, uma mulher de meia-idade lendo um romance e um homem de terno olhando seu celular. São as mesmas pessoas que eu poderia ver esperando o trem, mas aqui estão banhadas por uma aura de altruísmo.

As razões pelas quais as pessoas doam sangue não podem ser explicadas pelo benefício próprio, isso já sabemos. Não significa que ninguém tenha nada a ganhar doando sangue. Em alguns países, inclusive nos Estados Unidos, é prática comum oferecer "incentivos" para a doação de sangue. Em 2008, a Cruz Vermelha realizou uma campanha de doação de sangue intitulada "Dê um pouco, compre muito", na qual os doadores tinham uma chance de ganhar um vale-presente no valor de mil dólares. "Dê um pouco, compre muito" também poderia ser o lema da vida americana contemporânea e o espírito de nossos maiores feriados. Mas há pesquisas de economistas que sugerem que os incentivos podem, na verdade, desencorajar a doação de sangue. Oferecer incentivos para doar, concluiu um estudo, pode insultar as pessoas que querem doar apenas por uma questão de doar.[151]

Quando enfiam agulhas nas pessoas do outro lado da sala, noto retorcerem seus rostos numa careta, apenas por um instante. Tenho pavor de doar sangue, e porque estou sentada aqui imaginando que essas pessoas estão mais dispostas a doar do que eu, é surpreendente ver essa careta perpassar por seus rostos. Quando a enfermeira empurra a agulha no meu braço, sinto a mesma expressão no meu rosto. "Também não gosto",[152] penso. Lembro-me do personagem de *Drácula* que, depois de experimentar algo parecido com o êxtase sexual ao doar sangue à mulher que ama, anota em seu diário que "mesmo quando a doação é feita de livre e espontânea vontade, é terrível sentir o sangue fluindo para fora do corpo".

Uma enfermeira reclinou a cadeira do homem musculoso à minha frente porque ele está se sentindo fraco. Tendo encerrado minha doação e sentindo-me também um pouco fraca, sento-me à mesa empilhada de biscoitos e fecho meus olhos por um momento. Dois jovens que mal têm idade suficiente para satisfazer a exigência de que é preciso ter dezoito anos para doar sangue, sentam-se ao meu lado e um pergunta ao outro por que ele está doando. "Eles me chamam sempre", o outro responde. "Dizem que tenho algum tipo especial de sangue que todo mundo precisa." O primeiro homem pergunta que tipo que é. "O negativo."

Abro os olhos e vejo que o jovem que compartilha o meu tipo de sangue tem pele escura. Os tipos de sangue podem seguir padrões de ancestralidade antiga, mas não obedecem a nossas distinções raciais, é óbvio. O tipo de sangue O negativo é mais comum entre os povos indígenas da América Central e do Sul e entre os aborígines australianos, embora também seja um pouco comum em pessoas da Europa Ocidental e partes da África. Somos uma família extensa.

"Algumas pessoas estão estocando seu próprio sangue, para uso futuro", lamentou Susan Sontag em 1989. "O modelo de comportamento altruístico de nossa sociedade, a doação anônima de sangue, foi comprometido, pois todos encaram com desconfiança o sangue anônimo recebido. A Aids não apenas tem o efeito infeliz de reforçar a visão moralista da sexualidade, que caracteriza a sociedade americana, como também fortalece ainda mais a cultura do interesse próprio, geralmente elogiada com o nome de 'individualismo'. O isolamento individual agora recebe mais um estímulo, pois passa a ser considerado medida de prudência."

Ao longo da história, a medida de prudência cruzou com algumas atitudes feias. Durante a Peste Negra, que matou mais da metade da população da Europa no século XIV, amotinados queimaram judeus vivos sob os auspícios da saúde pública. Centenas de comunidades judaicas foram destruídas em reação a relatos de uma conspiração imaginária contra cristãos. Esses relatos foram extraídos de judeus que confessaram sob tortura ter espalhado a peste envenenando poços. A imagem que Bram Stoker transmite do conde Drácula, com nariz proeminente, pilhas de ouro e origens vagas na Europa Oriental, sugere que ele deve ser lido como judeu. Para tornar isso explícito, o Drácula de Béla Lugosi usava uma estrela de Davi.

Nos primeiros capítulos do *Drácula* de Stoker, o conde adquiriu recentemente uma propriedade em Londres. O jovem advogado que viaja à Transilvânia para finalizar a transação imobiliária descobre que Drácula está interessado em aperfeiçoar seu inglês. A biblioteca de seu castelo está cheia de livros sobre história e geografia britânicas, e o conde está lendo até os horários dos trens britânicos. Parece estar planejando uma mudança permanente. E assim, o romance, à medida que se desenvolve, apela aos temores da imigração, bem como do contágio.

Evitar forasteiros, imigrantes, pessoas a quem faltam membros ou pessoas com marcas no rosto é uma tática antiga de prevenção de doenças. E isso alimentou, sem dúvida, a antiga crença de que a doença é um produto daqueles que definimos como outros. A sífilis, escreve Sontag, "para os ingleses era o 'mal francês'; para os parisienses, *morbus germanicus*; para os florentinos, 'o mal de Nápoles'; para os japoneses, a 'doença chinesa'". Há quem sugira que essa fusão da alteridade com a doença está inscrita em nossos cérebros. Os psicólogos evolucionistas descrevem um "sistema imunológico comportamental" que nos faz ser altamente sensíveis a diferenças físicas ou ao comportamento incomum em outras pessoas.

Nosso sistema imunológico comportamental pode ser facilmente desencadeado por pessoas que não apresentam nenhum risco para nós. Podemos praticar aversão à doença em relação a pessoas com diferenças físicas como obesidade ou deficiência, ou podemos praticá-la em relação a grupos com práticas culturais distintas, como imigrantes ou homossexuais. Como observou recentemente a Associação Médica Americana, a proibição de gays doarem sangue, instituída em 1983, parece ter perdurado para além da prudência médica e agora é apenas discriminatória. Nossa tendência ao preconceito pode aumentar sempre que nos sentimos particularmente vulneráveis ou ameaçados pela doença. Um estudo sugeriu, por exemplo, que as mulheres grávidas se tornam mais xenófobas nos estágios iniciais da gravidez. Infelizmente, quanto mais vulneráveis nos sentimos, mais mesquinhos nos tornamos.

No outono de 2009, no auge da pandemia de gripe H1N1, um grupo de pesquisadores começou a testar a hipótese de que as pessoas que se sentem protegidas da doença também podem ser protegidas de sentimentos de preconceito.[153] O estudo analisou dois grupos de pessoas, um vacinado contra a gripe e outro não vacinado. Depois que os dois grupos foram convidados a ler um artigo que exagerava a ameaça representada pela gripe, as pessoas vacinadas expressaram menos preconceito contra imigrantes do que as pessoas não vacinadas.

Os pesquisadores passaram a estudar como a manipulação do entendimento sobre a vacinação pela pessoa vacinada pode afetar a tendência dessa pessoa ao preconceito. Eles descobriram que expressar a vacinação em termos de contaminação, como em "a vacina contra a gripe sazonal envolve injetar nas pessoas o vírus da gripe sazonal", podia aumentar o preconceito nas pessoas que estão preocupadas com a doença, ao passo que isso não acontecia quando a expressavam em termos de proteção, como em "a vacina contra a gripe sazonal protege as pessoas contra o vírus da gripe sazonal". Aliás, ambas as formulações são verdadeiras, mas desencadeiam atitudes diferentes. Depois de realizar mais um estudo envolvendo a lavagem das mãos, os pesquisadores relataram um padrão consistente em suas descobertas nos três estudos: "Tratamentos para moléstias físicas, como a gripe, também podem ser usados para tratar moléstias sociais, como o preconceito".

Tenho dúvidas de que podemos nos vacinar contra nossos preconceitos ou lavá-los junto com nossas mãos. Sempre haverá doenças contra as quais não podemos nos proteger, e essas doenças sempre nos tentarão a projetar nossos temores sobre outras pessoas. Mas ainda acredito que há razões para vacinar que transcendem a medicina.

Na mitologia grega, Narciso é um caçador belo que não era tocado pelo amor das outras pessoas. A ninfa Eco o perseguiu em um bosque, gritando seu nome, mas ele rejeitou seus avanços e ela vagou sozinha até se tornar apenas uma voz fraca que chamava outras vozes na floresta. O deus da vingança puniu Narciso por essa crueldade, atraindo-o para uma lagoa, onde ele se apaixonou por seu próprio reflexo. Apaixonado por si mesmo, Narciso morreu olhando para a água.

Uma pintura de Narciso junto à lagoa era a ilustração da capa de um número de 2002 da revista *Science* dedicada a "Reflexões sobre o eu: Imunidade e além dela". O conceito de *eu* [*self*] é fundamental para a ciência da imunidade, e o pensamento dominante na imunologia é que o sistema imunológico precisa discriminar entre eu e não eu [*nonself*], e então eliminar o não eu ou contê-lo com barreiras protetoras. O artigo introdutório da *Science* começa narrando o mito de Narciso como uma metáfora para a importância de ser capaz de reconhecer-se a si mesmo.[154] Uma leitura mais óbvia desse mito, no entanto, é um conto edificante sobre o que pode acontecer quando alguém se absorve excessivamente com o próprio eu e deixa de apreciar a beleza dos outros.

Acho o termo "não eu" ao mesmo tempo desconcertante e divertidamente evasivo. Assim como *undead* [morto-vivo] parece significar algo entre vivo e morto, o não eu parece significar algo entre o eu e o outro. Suponho que não eu é uma descrição apropriada da condição humana. Em termos de puro número de células, nossos corpos contêm mais outros do que eu. Um imunologista brinca que um alienígena que olhar para nós do espaço pode pensar, com alguma razão, que somos apenas um meio de transporte de micróbios. Mas nós os usamos tanto quanto eles nos usam. Eles auxiliam a nossa digestão e nos ajudam a sintetizar vitaminas e evitar o crescimento de bactérias nocivas. Diante da nossa dependência deles, parece justo que não os consideremos exatamente "outros".

A gravidez, que confundiu minha compreensão pessoal da distinção entre eu e não eu, também intrigou imunologistas por um bom tempo. Por que o corpo de uma mulher "tolerava" o não eu dentro de si foi um mistério persistente durante grande parte do século XX. Na década de 1980 surgiu a teoria extravagante de que o próprio sexo servia de inoculação, e a injeção de esperma no útero vacinava efetivamente uma mulher contra a ameaça representada pelo feto. Essa teoria foi abandonada em favor da ideia de que o feto não compartilha o corpo da mãe, mas simplesmente se aloja no útero dentro de barreiras protetoras, como os micróbios que estão alojados em seu intestino e seus pulmões. Um refinamento posterior dessa ideia sugere que tanto os micróbios como o feto estão em porto seguro porque o corpo não os vê como perigosos.

A possibilidade de os padrões ou sinais associados ao perigo serem o que desencadeia uma resposta imune foi proposta pela imunologista Polly Matzinger em 1994. O Modelo do Perigo,[155] como diz Matzinger, "baseia-se na ideia de que o sistema imunológico está mais preocupado com entidades que causam realmente dano do que com aquelas que são estranhas". A tarefa do sistema imunológico, conforme esse pensamento, não é detectar o não eu, mas o perigo. O eu pode ser perigoso, como os imunologistas observaram, e o não eu pode ser inofensivo.

"Não é exatamente revolucionário – é apenas uma maneira diferente de ver as coisas", disse Matzinger ao *The New York Times* a respeito de sua teoria. "Imagine uma comunidade na qual a polícia aceita qualquer pessoa que conheceu durante a escola primária e mate todos os novos migrantes. Esse é o modelo eu/não eu. No modelo do perigo, turistas e imigrantes são aceitos, até que comecem a quebrar janelas. Só então a polícia age para eliminá-los. Na verdade, não importa se o quebrador de janelas é um estrangeiro ou um membro da comunidade. Esse tipo de comportamento é considerado inaceitável e o indivíduo destrutivo é removido." O sistema imunológico não trabalha sozinho em seus esforços para detectar o perigo, propõe Matzinger, mas está em constante comunicação com uma rede de tecidos corporais – o que ela chama de "família ampliada". Se pudermos entender melhor as relações no interior dessa família e como o corpo fala com seus múltiplos eus, então, sugere Matzinger, "talvez possamos recuperar um sentido renovado do eu que perdemos".

O útero é estéril e, assim, o nascimento é a inoculação original. Ao passar pelo canal do parto, a criança é apresentada aos micróbios que habitarão sua pele, sua boca, seus pulmões e seu intestino por muitos anos. A partir do nascimento, nossos corpos são um espaço compartilhado. E a incapacidade de adquirir no início da vida todos os micróbios necessários pode ter consequências duradouras para a saúde da criança. Não estamos apenas "tolerando" o não eu dentro de nós, somos dependentes dele e protegidos por ele. Isso também parece ser verdadeiro para os outros não eus entre os quais vivemos.

A diversidade é essencial para a saúde de qualquer ecossistema. Mas a linguagem que usamos para falar da diversidade racial, em particular a palavra "tolerância", tende a sugerir que as outras pessoas são essencialmente um incômodo e disfarça o fato de que precisamos e dependemos uns dos outros. "Elas não são cegas", diz meu filho das toupeiras, "elas só não podem ver". O mesmo pode ser dito dos seres humanos. Muitas vezes não conseguimos ver que estamos, como nos lembra Martin Luther King, "presos numa rede inescapável de mutualidade".[156]

O próprio Modelo do Perigo, que não imagina a discriminação como a função mais essencial do nosso sistema imunológico, pode mesmo assim ser usado para imaginar uma força policial homicida em nossos corpos. Mas os cientistas já estão propondo que talvez possamos algum dia reagir à infecção alimentando bactérias desejáveis em vez de matar as indesejáveis. Talvez possamos combater a doença sem lutar. O artigo no qual li isso tinha por título "Cuidando do jardim microbiológico do corpo".[157] Essa metáfora sugere que nossos corpos não são máquinas de guerra que atacam tudo o que é estranho e desconhecido, mas jardins onde, nas condições certas, vivemos em equilíbrio com muitos outros organismos. No jardim do corpo, olhamos para dentro e não encontramos o eu, mas outro.

"Devemos cultivar nosso jardim", diz Cândido na última linha do *Cândido*, de Voltaire, conto filosófico cujo subtítulo é *ou o otimismo*. A palavra "otimismo" era nova em 1759 e se referia à filosofia de que este mundo, tendo sido feito por Deus, é o melhor de todos os mundos possíveis. Voltaire se diverte com essa variedade de otimismo, junto com tudo o mais. Nem mesmo a razão e o racionalismo – esses fundamentos do pensamento iluminista pelo qual Voltaire é lembrado – são poupados. O racionalismo, sugere o livro, pode ser irracional. E é possível utilizar a razão permanecendo decididamente não esclarecido.

Quando o jovem Cândido começa sua viagem ao redor do mundo, é fácil para ele abraçar o otimismo, porque ele teve uma vida confortável. Enquanto viaja, ele testemunha guerras, desastres naturais, estupros e enforcamentos. Encontra um escravo que perdeu uma mão e uma perna. "É o preço que pagamos pelo açúcar que você come na Europa", diz o escravo. "Se este é o melhor de todos os mundos possíveis", Cândido começa a se perguntar, "como devem ser os outros?" Mas o livro tem um final feliz. Cândido e seus amigos – que foram aprisionados e prostituídos, que foram vítimas da sífilis e da peste – trabalham juntos num pequeno lote de terra onde se deleitam com os frutos de seu jardim.

Para Flaubert, a conclusão de *Cândido* é magistral porque é "tão estúpida quanto a própria vida". Minha irmã e eu nos lembramos de onde estávamos quando lemos o livro de Voltaire pela primeira vez, mas não temos muita certeza a respeito do final do livro. Ou pelo menos minha irmã não tem certeza à meia-noite, que é quando lhe peço para interpretar *Cândido*. "Você deveria dizer simplesmente que não sabe o que significa", ela me aconselha, sonolenta. Não sei o que ele significa. Quero que signifique que o jardim em que trabalhamos quando não estamos mais otimistas não é um retiro do mundo, mas um lugar onde cultivamos o mundo.

Se estendermos a metáfora do jardim ao nosso corpo social, poderíamos nos imaginar como um jardim dentro de um jardim. O jardim exterior não é um Éden, tampouco um jardim de rosas. É tão estranho e variado quanto o jardim interior de nossos corpos, onde hospedamos fungos, vírus e bactérias de disposições tanto "boas" quanto "más". Esse jardim é ilimitado e descuidado, produzindo frutas e espinhos. Talvez devêssemos chamá-lo de mata selvagem. Ou talvez *comunidade* seja suficiente. Seja qual for a maneira que escolhamos para pensar o corpo social, somos o meio ambiente uns dos outros. A imunidade é um espaço compartilhado – um jardim do qual cuidamos juntos.

Notas

Centenas de artigos de jornal, incontáveis artigos acadêmicos, dezenas de livros, muitos posts, alguns poemas, vários romances, um manual de imunologia, um punhado de transcrições, pilhas de recortes de revistas e muitos ensaios alimentaram minha investigação sobre imunidade. Uma lista completa de todas as fontes que consultei seria excessiva, mas gostaria de mencionar aqui aquelas que foram essenciais para o meu trabalho. Listo a seguir, em algumas notas, os textos que citei sem dar o crédito completo e os textos aos quais devo mais informações ou ideias.

1. Em sentido amplo, o verbo "inocular" significa "fazer entrar, introduzir, instilar". Em sentido mais estrito, significa introduzir um germe no corpo de uma pessoa. A inoculação pode incluir a vacinação e a variolação, a infecção intencional de uma pessoa com varíola para induzir a imunidade. Também vi a palavra usada numa revista médica para descrever a prática de colocar a chupeta caída na própria boca antes de devolvê-la ao bebê, introduzindo assim seus próprios germes na criança.

2. Depois do nascimento do meu filho, tive constantes conversas com outras mães cujo tema era muitas vezes a maternidade. Essas mães me ajudaram a entender como são abrangentes as questões nesse âmbito. Em reconhecimento da dívida do meu pensamento para com elas, escolhi usar ao longo deste livro a palavra "mães" onde eu poderia ter usado a palavra genérica "pais". Estou escrevendo para e a partir de mulheres que complicaram o tema da imunização para mim. Isso não significa que eu acredite que a imunização é uma preocupação exclusiva das mulheres, mas somente que quero me dirigir a outras mães diretamente. Numa cultura que aprecia jogar mulheres umas contra as outras em "guerras de mãezinhas", sinto-me compelida a deixar algumas palavras de outro tipo de discussão. Trata-se de uma discussão produtiva e necessária, que não nos reduz, como implica o diminutivo "mãezinha", e que não se assemelha a uma guerra.

3. Michael Specter, "The Fear Factor". *New Yorker*, 12 out. 2009.
4. Em 1997, uma série de reportagens na revista *Insight on the News* sugeriu que a síndrome da Guerra do Golfo poderia estar ligada à presença de esqualeno, entre outras coisas, na vacina contra o antraz. Não havia esqualeno nessa vacina, de acordo com a FDA e o Departamento de Defesa, mas alguns testes de laboratório detectaram vestígios minúsculos daquela substância. Num teste realizado pela FDA, os pesquisadores suspeitaram que a fonte desses traços eram as pessoas que estavam conduzindo o teste. "Devido à dificuldade de remover os óleos da impressão digital contendo esqualeno dos vidros do laboratório", explicaram eles, "é difícil saber se o esqualeno está realmente presente em alguns lotes da vacina ou se foi introduzido pelo próprio processo de teste".
5. James Geary, *I Is an Other: The Secret Life of Metaphor and How It Shapes the Way We See the World*. Nova York: Harper, 2011, pp. 155, 19, 100.
6. As metáforas que comecei a ouvir em torno da vacinação quando meu filho era bebê me inspiraram a reler o ensaio de Susan Sontag, *Doença como metáfora* (Trad. de Paulo Henriques Britto e Rubens Figueiredo. São Paulo: Companhia de Bolso, 2007). E então li pela primeira vez o ensaio que ela escreveu uma década depois, *Aids e suas metáforas*. "Evidentemente, não se pode pensar sem metáforas", ela nos lembra nesse ensaio. Seu projeto em *Doença como metáfora*, ela esclarece, não era argumentar contra a metáfora, mas libertar o câncer de metáforas pesadas que obscureciam, em vez de revelar, as verdades sobre essa doença.

   "As pessoas que conseguem impor suas metáforas à cultura conseguem definir o que consideramos ser verdade", escrevem George Lakoff e Mark Johnson em *Metaphors We Live By* (Chicago: University of Chicago Press, 1980). Ao lado de James Geary (op. cit.), essa obra ajudou a formar meu pensamento sobre a metáfora. Reli *Aids e suas metáforas* muitas vezes ao longo dos anos que passei trabalhando neste livro e considero Sontag uma das mães com quem conversei enquanto escrevia.
7. Brian Brady, "Parents Block Plans to Vaccinate Nine-Year-Olds against Sex Virus". *Scotland on Sunday*, 7 jan. 2007.
8. O papilomavírus humano é a doença sexualmente transmissível mais comum nos Estados Unidos e no mundo e é a única causa do câncer cervical. A recomendação do CDC, em 2006, de que todas as meninas fossem vacinadas contra o HPV aos onze ou doze anos de idade provocou preocupações amplamente divulgadas de que a própria vacina estimularia as adolescentes a se tornarem sexualmente ativas. Um estudo de 2012 publicado na revista *Pediatrics* ("Sexual Activity-Related Outcomes after Human Papillomavirus Vaccination of 11-to-12-Year-Olds") concluiu que a promiscuidade não foi um dos efeitos colaterais da vacina.

9. Nadja Durbach, *Bodily Matters: The Anti-Vaccine Movement in England, 1853-1907*. Durham, NC: Duke University Press, 2005, pp. 118, 132, 138-39.

10. Stoker está parafraseando a famosa frase de Twain: "Fé é acreditar em algo que você sabe que não é verdade".

11. A expressão "efeito rebanho" [*herd immunity*] foi usada pela primeira vez em 1923 por pesquisadores que investigavam infecções bacterianas em camundongos. O conceito em si tinha sido reconhecido muito antes, embora suas implicações não fossem plenamente conhecidas até a vacinação generalizada revelar que, por exemplo, a imunização de menos de 90% de uma população contra a difteria podia reduzir a incidência de doença em 99,99%. "Que essa proteção indireta ocorre é óbvio, tanto na lógica como na observação", aponta o epidemiologista Paul Fine em sua revisão da literatura sobre o efeito rebanho ("Herd Immunity: History, Theory, Practice". *Epidemiologic Reviews*, jul. 1993). Ele explica que aparentes exceções ao efeito rebanho não refutam o princípio geral, apenas revelam que esse tipo de imunidade pode ser frágil em certas circunstâncias.

12. Paul Fine, "'Herd Immunity': A Rough Guide". *Clinical Infectious Diseases*, abr. 2011.

13. Já tínhamos trocado o primeiro pediatra do meu filho por um novo médico quando me ocorreu que o anterior me fora recomendado quase exclusivamente porque não pedia a seus pacientes que seguissem o calendário padrão de imunizações. Era isso que o definia como "à esquerda do centro", embora suas atitudes me parecessem mais típicas da política de direita.

14. Jennifer Margulis, "The Vaccine Debate". *Mothering*, jul. 2009.

15. Salvo indicação em contrário, todas as estatísticas sobre doenças citadas neste livro foram tiradas do CDC ou da OMS. Paul Offit, *Deadly Choices*. Nova York: Basic Books, 2011, pp. 64-7; Stanley Plotkin et al., *Vaccines*, 6ª ed. Nova York: Elsevier, 2012, pp. 205-34; Gregory Armstrong et al., "Childhood Hepatitis B Virus Infections in the United States before Hepatitis B Immunization". *Pediatrics*, nov. 2001.

16. Antes do surgimento da vacina contra a hepatite B, a doença infectava 200 mil pessoas por ano, e cerca de 1 milhão de americanos estavam cronicamente infectados. As taxas de infecção por hepatite B diminuíram 82% desde que teve início a vacinação rotineira dos recém-nascidos, em 1991, mas alguma coisa entre 800 mil e 1,4 milhão de americanos ainda estão cronicamente infectados.

17. O risco de contrair a hepatite B numa transfusão de sangue é extremamente mínimo – a Cruz Vermelha estima entre um em 200 mil e um em 500 mil. Embora muito pequeno, esse risco é provavelmente maior do

que o risco de uma criança ter uma reação alérgica grave à vacina contra hepatite B – o CDC estima esse risco em cerca de um em 1,1 milhão. A possibilidade, ainda que remota, de que eu pudesse ter contraído hepatite B de uma transfusão de sangue e tê-la transmitido a meu filho recém-nascido me deixou alarmada quando me ocorreu pela primeira vez, mas o que mais me perturbou foi a quantidade de fatores que eu não havia levado em consideração quando tomei a decisão de não vacinar meu filho. Eu não tinha pensado em sua saúde em relação à minha saúde ou à saúde de nossa comunidade em geral.

18. Uma cepa nova e mais suave de varíola circulou durante essa epidemia, como Michael Willrich observa em *Pox: An American History* (Nova York: Penguin, 2011), a qual foi confundida às vezes com catapora ou tomada por uma nova moléstia. Como doença nova, ela foi associada a forasteiros e imigrantes, daí os nomes "coceira cubana", "comichão de Porto Rico", "sarna de Manila", "coceira filipina", "coceira de preto", "coceira italiana" e "coceira húngara".

19. Id., ibid. pp. 5, 41, 58.

20. Em sua história da varíola na virada do século, Michael Willrich sugere que alguns esforços de colonização dos Estados Unidos foram possíveis, em parte, por meio da vacinação. As campanhas de vacinação nas Filipinas e em Porto Rico foram supostamente realizadas para melhorar a saúde dos nativos, o que acabou por ser uma justificação da presença colonial em andamento, mas também tiveram o efeito de tornar esses locais seguros para os colonizadores. A vacinação à força foi declarada ilegal nas Filipinas somente depois que milhões de pessoas tinham sido vacinadas pelos militares americanos.

21. Essa lei de vacinação obrigatória, conforme Nadja Durbach observa em seu livro *Bodily Matters* (op. cit.), foi raramente aplicada até 1867, quando outra lei sobre vacinação esclareceu as penalidades para quem recusasse a vacina.

22. "Stop Coddling the Super-Rich" foi o título da reportagem do *New York Times* sobre o pedido de reforma fiscal de Warren Buffett em 2011. Nosso sistema tributário é apenas um dos muitos mecanismos pelos quais protegemos coletivamente os mais privilegiados enquanto negligenciamos os mais vulneráveis. "Essas e outras bênçãos são derramadas sobre nós pelos legisladores de Washington", escreveu Buffett, "que se sentem compelidos a nos proteger, como se fôssemos corujas-pintadas ou outras espécies ameaçadas de extinção".

23. Nadja Durbach, op. cit., p. 83.

24. De acordo com um estudo de 2010 publicado na revista *Pediatrics* ("Measles Outbreak in a High Vaccinated Population, San Diego, 2008:

Role of the Intentionally Undervaccinated"), o custo para o setor público de conter esse surto foi de 12 4517 dólares. Essa quantia não inclui os 14 458 dólares em despesas médicas para o bebê que foi hospitalizado por três dias, ou os salários perdidos e outras despesas das famílias cujas crianças não vacinadas foram postas sob uma quarentena de 21 dias após a exposição. "Apesar da alta cobertura vacinal da comunidade", concluiu o estudo, "os surtos de sarampo podem ocorrer entre grupos de crianças que intencionalmente não receberam todas as vacinas, com grande custo para agências de saúde pública, sistemas médicos e famílias".

25. P. J. Smith et al., "Children Who Have Received No Vaccines: Who Are They and Where Do They Live?". *Pediatrics*, jul. 2004.

26. David Strachan, "Family Size, Infection, and Atopy: The First Decade of the Hygiene Hypothesis". *Thorax*, ago. 2000.

27. Graham Rook, "A Darwinian View of the Hygiene or 'Old Friends' Hypothesis". *Microbe*, abr. 2012.

28. Aprendi com o imunologista que me explicou esse processo de "recombinação" que nenhuma pessoa tem material genético para reagir a todas as doenças, mas coletivamente os seres humanos possuem diversidade genética suficiente para que a humanidade sobreviva a qualquer doença.

29. Carl Zimmer, *A Planet of Viruses*. Chicago: University of Chicago Press, 2011, pp. 47-52.

30. Alliance for the Prudent Use of Antibiotics, "Triclosan", jan. 2011; Jia-Long Fang et al., "Occurrence, Efficacy, Metabolism, and Toxicity of Triclosan". *Journal of Environmental Science and Health*, 20 set. 2010.

31. Esse relatório intitula-se "Adverse Effects of Vaccines: Evidence and Causality" e pode ser baixado em sua totalidade do site do Instituto de Medicina. O comitê examinou 158 possíveis efeitos adversos da vacinação, mas encontrou provas convincentes de apenas nove efeitos adversos, quatro dos quais relacionados a contrair catapora da vacina contra catapora.

Ao longo dos dois anos necessários para avaliar todas as provas científicas de que dispunham, a comissão trabalhou sem receber pagamento. Quando perguntei à presidente da comissão, Ellen Clayton, o que os motivou, ela respondeu: "Eu ia dizer a bondade de seus corações, e é isso também, mas a outra parte é que se trata de uma oportunidade de contribuir para a formulação de políticas públicas nos Estados Unidos. A história mostra que as autoridades governamentais relacionadas com a vacinação confiam fortemente nos relatórios do Instituto de Medicina".

O Instituto de Medicina é uma organização independente de pesquisa, sem fins lucrativos, cuja missão é ajudar os funcionários do governo e o público a tomar decisões na área da saúde com base em informações confiáveis. Seus membros, profissionais médicos eleitos por seus pares, doam seu tempo e expertise para os estudos do Instituto. Os membros que participam de comissões são selecionados para evitar conflitos de interesse e seu trabalho é examinado por peritos externos. Em 1986, o Congresso atribuiu ao Instituto a tarefa de revisar periodicamente os riscos da vacinação. O relatório de 2011 resultou da 12ª revisão e do maior estudo feito até então.

32. Ellen Clayton et al., "Adverse Effects of Vaccines: Evidence and Causality", Instituto de Medicina, 25 ago. 2011.

33. Cass Sunstein, "The Laws of Fear". *Harvard Law Review*, fev. 2002; Paul Slovic, "Perception of Risk". *Science*, abr. 1987. A interação entre Paul Slovic e Cass Sunstein em "The Laws of Fear" (op. cit.), resenha feita por Sunstein do livro de Slovic, *The Perception of Risk* (op. cit.), é convincente em parte porque os dois trabalham com as mesmas informações, mas tiram conclusões diferentes. Slovic é mais generoso com o cidadão médio e está mais interessado em examinar os complexos sistemas de valores que tornam as avaliações de risco dos leigos tão diferentes das avaliações de risco dos especialistas. Sunstein é menos paciente, em particular nos casos em que as avaliações de risco deficientes do público em geral podem levar a um aumento do risco.

Sunstein observa que pessoas comuns tendem a cometer alguns erros banais quando pensam sobre risco. Exageramos o risco de coisas desconhecidas e minimizamos o risco de coisas familiares. Temos também uma tendência, como Slovic descobriu em seus estudos, a acreditar que as coisas arriscadas trazem pouco benefício e que as coisas benéficas apresentam pouco risco. Nossa sensação de que o gel higienizador de mãos apresenta pouco risco pode influenciar nossa crença na eficácia desse tipo de produto. E, se acreditarmos que as vacinas acarretam um risco alto, também podemos tender a acreditar que elas são ineficazes.

34. As informações do artigo de Sam Roberts, "Who Americans Are and What They Do, in Census Data", foram extraídas do Statistical Abstract of the United States [Resumo Estatístico dos Estados Unidos] de 2007 editado pelo Departamento de Censos. Os dados brutos contidos nas tabelas do resumo podem ser enganosos, como observa Roberts: "A tabela de produtos de consumo envolvidos em lesões não explica, por exemplo, que um motivo de as lesões envolverem quase tantas camas quanto bicicletas é que mais pessoas usam camas".

35. Eve Sedgwick, "Paranoid Reading and Reparative Reading, or, You're So Paranoid, You Probably Think This Essay Is about You". In: *Touching*

Feeling: Affect, Pedagogy, Performativity. Durham, NC: Duke University Press, 2003, pp. 130-1.

36. Paul Slovic, op. cit., pp. 310-1.

37. Não pretendo sugerir que não existam outras razões para procurarmos a medicina alternativa, mas estou interessada na exploração que o marketing da medicina alternativa faz de nossos temores. Esse marketing não deixa de ter suas ironias, como quando se descobre que os produtos químicos utilizados para limpar o corpo de toxinas na terapia de quelação são tóxicos.

   Nos Estados Unidos, a medicina alternativa tem suas raízes no Popular Health Movement [Movimento de Saúde Popular] da década de 1830. Conforme descrevem Barbara Ehrenreich e Deirdre English em *For Her Own Good* (Norwell, MA: Anchor Press, [1978] 2005), esse movimento foi uma reação tanto à profissionalização da medicina quanto aos perigos da medicina do início do século XIX. Surgiram várias práticas alternativas durante esse período, entre elas a homeopatia e a hidropatia, bem como o sistema de Sylvester Graham de comer grãos inteiros e vegetais frescos e evitar todos os medicamentos e remédios herbáceos. Com exceção dos homeopatas, que costumavam defender a vacinação, porque ela reforçava a teoria de que "semelhante cura semelhante", muitos praticantes da saúde alternativa eram expressamente contra a vacinação.

   A prática alternativa mais popular foi difundida por Samuel Thomson, que queria libertar a medicina do mercado e democratizá-la para que cada pessoa pudesse ser seu próprio curador. Quase um quarto de todos os americanos aderiu a essa filosofia no seu auge, mas no final da década de 1830, de acordo com Ehrenreich e English, os thomsonianos já haviam "sucumbido às próprias forças que tinham se proposto a contestar. Antes denunciavam a transformação da cura numa mercadoria, mas agora procuravam embalar sua própria alternativa como uma nova mercadoria". Esse legado está vivo em nosso movimento de saúde alternativa contemporâneo, que promove vitaminas e suplementos que custam aos americanos 30 bilhões de dólares por ano, são produzidos por algumas das mesmas empresas que produzem produtos farmacêuticos e constituem uma indústria grande e, em grande parte, não regulamentada.

38. Comentaristas da televisão nacional insistiam que o casamento entre pessoas do mesmo sexo não era "natural", mesmo no dia em que a Suprema Corte determinou que uma disposição central da Lei de Defesa do Casamento era inconstitucional. Em seu voto dissidente, o juiz Antonin Scalia afirmou que essa decisão brotou de uma "raiz doente". Está claro que há um moralismo punitivo por trás de nossa compreensão do que é natural e do que significa estar doente.

39. Wendell Berry, "Getting Along with Nature". In: *Home Economics*. Nova York: North Point Press, 1987, pp. 17, 25-6.

40. Em seu livro *Patenting the Sun: Polio and the Salk Vaccine* (Nova York: Morrow, 1990, p. 221), Smith detalha: "Os biológicos são difíceis de produzir, caros para armazenar e fáceis de dar errado". Ela observa que as empresas farmacêuticas saem do negócio de produtos biológicos sempre que possível. "Elas vivem dos produtos químicos. Os produtos químicos permitem que você durma bem à noite e desperte rico pela manhã."

41. Emily Martin, *Flexible Bodies: Tracking Immunity in American Culture – From the Days of Polio to the Age of AIDS*. Boston: Beacon, 1994, p. 107.

42. Robert Zubrin, "The Truth about DDT and *Silent Spring*". *New Atlantis*, 27 set. 2012.

43. Em *The Green Crusade: Rethinking the Roots of Environmentalism* (Nova York: Free Press; Toronto: Maxwell Macmillan Canada, 1994), o cientista político Charles Rubin examina alguns casos em que Rachel Carson distorceu suas informações ou deturpou suas fontes. Ela citou uma carta ao editor de uma revista médica, por exemplo, como se fosse um relatório científico. E sugeriu que um estudo sobre leucemia tinha levado a conclusões que eram contrárias àquelas a que o autor do estudo tinha chegado. Carson não deturpou todas as suas fontes, como Rubin deixa claro, mas sua argumentação não era tão inequívoca quanto ela fez parecer.

44. Tina Rosenberg, "What the World Needs Now Is DDT". *New York Times*, 11 abr. 2004.

45. "Disease Burden Links Ecology to Economic Growth". *Science Daily*, 27 dez. 2012.

46. Nancy Koehn, "From Calm Leadership, Lasting Change". *New York Times*, 27 out. 2012.

47. Como poeta que escreve em prosa, ou prosadora influenciada pela poesia, muitas vezes me deparei com a questão do pertencimento. O problema não era encontrar um lugar ao qual pertenço, que é como um livro infantil pode contar essa história, mas encontrar maneiras de insistir em não pertencer a lugar algum. Com esse objetivo, tentei levar em conta os versos de Alice Walker: *"Be nobody's darling;/Be an outcast"* [Não seja a querida de ninguém;/Seja uma pária]. A tradição do ensaio pessoal está cheia de párias autoatribuídos. Nessa tradição, não sou poeta nem jornalista, mas ensaísta, uma cidadã pensadora.

48. Donna Haraway, *When Species Meet*. Minneapolis: University of Minnesota Press, 2008, p. 165. Haraway parafraseia o livro do antropólogo Bruno Latour, *We Have Never Been Modern*, quando escreve: "Nunca fomos humanas".

49. Nicolau Barquet et al., "Smallpox: The Triumph over the Most Terrible of the Ministers of Death". *Annals of Internal Medicine*, 15 out. 1997.
50. Donald Hopkins, *The Greatest Killer: Smallpox in History*. Chicago: University of Chicago Press, [1983] 2002, pp. 247-50; Arthur Allen, *Vaccine: The Controversial Story of Medicine's Greatest Lifesaver*. Nova York: Norton, 2007, pp. 25-33, 46-9.
51. Eli Sercarz et al., *The Semiotics of Cellular Communication in the Immune System*. Berlim: Springer, 1988, pp. v-viii, 25, 71.
52. "O corpo não é um campo de batalha", alerta Susan Sontag em *Aids e suas metáforas*. Segundo ela, as metáforas ruins podem perturbar nossa compreensão de nossos corpos. Nem todas as metáforas distorcem a doença de forma igual e nem todas são prejudiciais, mas Sontag considera a metáfora da guerra extraordinariamente destrutiva: "Elas provocam uma mobilização excessiva, uma representação exagerada, e dão uma contribuição de peso para o processo de excomunhão e estigmatização do doente. [...] Que a guardem os guerreiros".
53. Emily Martin, op. cit., pp. 96, 75, 4.
54. Thomas Kindt et al., *Kuby Immunology*, 6. ed. Nova York: W. H. Freeman, 2007, pp. 1-75.
55. Este trecho vem de Ellen Clayton (op. cit.), que observa que em 1900, nos Estados Unidos, cem em cada mil bebês morriam antes do primeiro aniversário e outros cinco morriam antes dos cinco anos. Em 2007, esses números já haviam caído respectivamente para menos de sete em cada mil bebês e apenas 0,29 antes dos cinco anos. "Doenças graves o suficiente para matar crianças e adultos também podem deixá-los sobreviver com algum tipo de deficiência", observa o relatório, "e, como a mortalidade caiu, o mesmo aconteceu com a chance de incapacidade grave causada por essas doenças."
56. Barbara Ehrenreich e Deirdre English, op. cit., pp. 37-75, 51. A maior parte das informações e de meu pensamento sobre a história da mulher e da medicina foi tirada de Barbara Ehrenreich e Deirdre English (op. cit.). Baseei-me também no livro anterior delas, *Witches, Midwives, and Nurses: A History of Women Healers* (Nova York: The Feminist Press at CUNY, [1972] 2010). A introdução à segunda edição desse livro cita o historiador John Demos, que observa que de um quarto a um terço das mulheres julgadas por bruxaria na Nova Inglaterra colonial eram conhecidas por suas habilidades de curandeiras ou parteiras. "A ligação subjacente é bastante óbvia", escreve Demos. "A capacidade de curar e a capacidade de causar dano eram vistas como intimamente relacionadas." Eu diria que ainda são.
57. Tina Cassidy, *Birth: The Surprising History of How We Are Born*. Nova York: Grove, 2006, pp. 27-41, 56-9.

58. Janna Malamud Smith, "Mothers: Tired of Taking the Rap". *The New York Times*, 10 jun. 1990.
59. Esse jornalista era Brian Deer e a quantia que Wakefield recebeu do escritório de Richard Barr foi de 800 mil dólares. Em busca de provas para um processo, essa empresa deu 10 milhões de dólares a médicos e cientistas que pesquisavam uma relação entre vacinação e autismo. Em *Autism's False Prophets* (Nova York: Columbia University Press, 2008), Paul Offit detalha para onde esse dinheiro foi. Mais de 1 milhão foi para a Unigenetics Limited, a companhia que testou as amostras de Wakefield. Kenneth Aitken, o patologista que defendeu que a Grã-Bretanha mudasse sua política de vacinação com base na pesquisa de Wakefield, recebeu 400 mil dólares. E Marcel Kinsbourne, o neurologista que apoiou a hipótese de Wakefield, recebeu 800 mil.
60. Andrew Wakefield et al., "Ileal-Lymphoid-Nodular Hyperplasia, Non--Specific Colitis, and Pervasive Developmental Disorder in Children". *Lancet*, 28 fev. 1998; Editores da *Lancet*, "Retraction: Ileal Lymphoid Nodular Hyperplasia, Non-Specific Colitis, and Pervasive Developmental Disorder in Children". *Lancet*, 6 fev. 2010; Brian Deer, "MMR – The Truth Behind the Crisis". *Sunday Times*, 22 fev. 2004; General Medical Council, "Fitness to Practise Panel Hearing", 28 jan. 2010; Cassandra Jardine, "Dangerous Maverick or Medical Martyr?". *Daily Telegraph*, 29 jan. 2010; Clare Dyer, "Wakefield Was Dishonest and Irresponsible over MMR Research, says GMC". *BMJ*, jan. 2010.
61. Sarah Boseley, "Andrew Wakefield Struck Off Register by General Medical Council". *Guardian*, 24 maio 2010.
62. Peter Baldwin, "How Night Air Became Good Air: 1776-1930". *Environmental History*, jul. 2003.
63. Emily Martin, op. cit., p. 203.
64. Florence Williams, "Toxic Breast Milk?". *The New York Times*, 9 jan. 2005.
65. Barbara Loe Fisher é presidente do Centro Nacional de Informações sobre Vacinas (National Vaccine Information Center, NVIC), que não é, como o nome poderia sugerir, uma agência federal. "Sua relação com o governo americano", escreve o jornalista Michael Specter, "consiste quase inteiramente em se opor aos esforços federais destinados a vacinar crianças". Na primavera de 2011, um telão da CBS na Times Square começou a exibir um anúncio com a imagem de um mulher ninando uma criança ao lado das palavras "Vacinas: conheça os riscos". Isso era seguido pela palavra "Vacinação" sobreposta à Estátua da Liberdade junto com o slogan "Sua saúde. Sua família. Sua escolha". O logotipo e o endereço do site do NVIC, presentes no canto da imagem durante todo o anúncio, tomavam conta da tela toda depois.

Os materiais educacionais compilados no site do NVIC sugerem que a vacinação pode causar, entre outras coisas, autismo e diabetes. "Aceitar ao pé da letra o que o NVIC diz sobre vacinas", observa o médico e jornalista Rahul Parikh, "é semelhante a acreditar em Joe Camel quando ele diz que fumar não causa câncer de pulmão". De início, isso pode parecer uma comparação equivocada, pois aparentemente os militantes contra a vacina não estão vendendo um produto. Mas o medo é um sentimento intangível que vende muitos produtos, e a possibilidade de alguém ter interesse no medo generalizado da vacinação fica evidente no próprio anúncio da Times Square, que inclui em cada quadro o endereço do site do copatrocinador, o médico Joseph Mercola.

Mercola dirige o Mercola Natural Health Center nos subúrbios de Chicago, embora ele próprio já não atenda pacientes. Desde 2006, dedica a maior parte de seu tempo ao seu site, que hospeda artigos sobre os perigos da fluoração da água, das obturações dentárias de amálgama metálico e das vacinas, com inúmeras incursões em terrenos menos explorados, entre eles uma teoria de que a Aids não é causada pelo HIV. Esse site atrai cerca de 1,9 milhão de visitantes por mês, como Bryan Smith observa em seu artigo "Dr. Mercola: Visionary or Quack?" (*Chicago*, 31 jan. 2012). Os produtos disponíveis para compra variam de camas de bronzeamento a purificadores de ar, vitaminas e suplementos. Estima-se que o site e a Mercola Ltda. geraram 7 milhões de dólares em 2010, e em 2011 Mercola doou 1 milhão para várias organizações, entre elas, o NVIC.

66. Jason Fagone, "Will This Doctor Hurt Your Baby?". *Philadelphia Magazine*, jun. 2009; Barbara Loe Fisher, "NVIC Says IOM Report Confirms Order for Mercury-Free Vaccines". Disponível em: <nvic.org>, 1 out. 2001; Barbara Loe Fisher, "Thimerosal and Newborn Hepatitis B Vaccine". Disponível em: <nvic.org>, 8 jul. 1999.

67. Jenny McCarthy, que sustenta que não é contra vacinas, mas "contra as toxinas", liderou uma manifestação em 2008 em Washington, D.C., organizada em torno do tema "Green Our Vaccines" [Tornem nossas vacinas verdes]. A marcha e seu slogan, que o médico David Gorski chama de "maravilhosamente orwelliano", ilustram como os modos de resistência podem ser cooptados para fins diferentes da resistência significativa. O movimento contra a vacina de McCarthy toma emprestado a retórica do ambientalismo sem se engajar em ações ambientalistas, da mesma forma que o movimento contra a vacina anterior na Grã-Bretanha tomou emprestado a retórica do abolicionismo sem se envolver em ações abolicionistas.

68. Por um bom tempo, tudo que eu sabia sobre a complicação que sofri após o nascimento do meu filho foi que se chama inversão uterina e que

é muito rara. Ela também apareceu no episódio final da série de televisão *Plantão Médico*, à qual minha parteira sugeriu que eu não assistisse porque a mulher com inversão uterina morre na cirurgia após o parto. Quando perguntei à obstetra que me operou se eu deveria esperar que essa complicação acontecesse novamente com outro bebê, ela me disse que ninguém sabe o suficiente para dizer com certeza. Minha parteira, que tinha assistido a milhares de nascimentos, nunca testemunhara uma inversão uterina antes do nascimento do meu filho. Vários anos se passariam até que eu descobrisse que essa complicação acontece em aproximadamente um em cada 3 mil partos. E em cerca de 15% desses casos, a mãe morre.

69. Margot Adler, "For the Love of Do-Good Vampires: A Bloody Book List". National Public Radio, 18 fev. 2010.

70. Quem me explicou o conceito de bem posicional foi minha irmã, que citou um artigo de Harry Brighouse e Adam Swift intitulado "Equality, Priority, and Positional Goods" (*Ethics* 116, n. 3, abr. 2006). Esse artigo explica que a saúde, ao contrário da educação, não é amplamente entendida como um bem posicional. "Na verdade, no entanto, a saúde de alguém tem valor competitivo", argumentam os autores. "Pessoas aptas e saudáveis são, mantidas as outras coisas iguais, mais propensas a ter sucesso na competição por empregos e outros bens escassos. Com efeito, alguns cientistas sociais sugeriram que a saúde é um elemento importante na complicada história causal que explica por que pais economicamente bem-sucedidos tendem a ter filhos economicamente bem-sucedidos. Filhos de pais ricos tendem a ser mais saudáveis do que filhos de pais pobres, e isso ajuda a explicar por que se dão melhor na escola e no mercado de trabalho. Se assim for, e a saúde for de fato um fator determinante das chances diferenciais das crianças de alcançar posições ocupacionais mais bem ou mal recompensadas, então a saúde tem de fato um aspecto competitivo e, portanto, posicional. Para mim, o valor da minha saúde depende de quão saudáveis são os outros. Em terra de cegos, quem tem um olho é rei."

71. Carl Zimmer, *A Planet of Viruses*. Chicago: University of Chicago Press, 2011, pp. 85-7.

72. O presidente George W. Bush foi vacinado contra a varíola em 2002, como parte de um plano para imunizar 10 milhões de policiais e trabalhadores da saúde. Esse plano nunca se concretizou, em parte devido à resistência de funcionários de saúde pública, sindicatos de enfermeiros e hospitais. "A vacinação do presidente foi um gesto altamente politizado de saúde pública, um ato simbólico que demonstrava que as capacidades e os planos de Saddam Hussein eram reais e demoníacos para

justificar a agressão contra o seu regime", escreve Arthur Allen em seu livro *Vaccine: The Controversial Story of Medicine's Greatest Lifesaver* (op. cit.). O governo não tinha nenhuma prova de que Saddam tivesse acesso à varíola, mas essa possibilidade foi usada para justificar uma campanha de vacinação duvidosa e a invasão do Iraque. "Foi assim que chegamos, no início do século XXI, a vacinar nosso presidente contra uma doença extinta", escreve Allen.

73. Jane S. Smith, *Patenting the Sun: Polio and the Salk Vaccine*. Nova York: Morrow, 1990, pp. 158-9.

74. Maryam Yahya, "Polio Vaccines – 'No Thank You!': Barriers to Polio Eradication in Northern Nigeria". *African Affairs*, abr. 2007.

75. Jeffrey Kluger, "Polio and Politics". *Time*, 14 jan. 2013; Declan Walsh, "Taliban Block Vaccinations in Pakistan". *The New York Times*, 19 jun. 2012; Maryn McKenna, "File under WTF: Did the CIA Fake a Vaccination Campaign?". Superbug: Wired Science Blogs, 13 jul. 2011. Disponível em: <http://www.wired.com/wiredscience/2011/07/wtf-fake-vaccination>; Donald McNeil, "CIA Vaccine Ruse May Have Harmed the War on Polio". *The New York Times*, 10 jul. 2012; Svea Closser, "Why We Must Provide Better Support for Pakistan's Female Frontline Health Workers". *PLOS Medicine*, out. 2013; Aryn Baker, "Pakistani Polio Hits Syria, Proving No Country Is Safe Until All Are". Time.com, 14 nov. 2013.

76. Seth Mnookin, *The Panic Virus: A True Story of Medicine, Science, and Fear*. Nova York: Simon & Schuster, 2011, pp. 120-2.

77. Walter Orenstein et al., "Global Vaccination Recommendations and Thimerosal". *Pediatrics*, jan. 2013.

78. Louis Cooper et al., "Ban on Thimerosal in Draft Treaty on Mercury: Why the AAP's Position in 2012 Is So Important". *Pediatrics*, jan. 2013.

79. Katherine King et al., "Global Justice and the Proposed Ban on Thimerosal-Containing Vaccines". *Pediatrics*, jan. 2013.

80. Fiona Macrae, "The 'False' Pandemic: Drug Firms Cashed in on Scare over Swine Flu, Claims Euro Health Chief". Disponível em: <dailymail.co.uk>, 17 jan. 2010.

81. Jonathan Lynn, "WHO to Review Its Handling of the H1N1 Flu Pandemic", Reuters, 12 jan. 2010.

82. "Report of the Review Committee on the Functioning of the International Health Regulations (2005) in Relation to Pandemic (H1N1) 2009", World Health Organization, 5 maio 2011.

83. Franco Moretti, "The Dialectic of Fear". *New Left Review*, nov. 1982.

84. Na última linha de "Paranoid Reading and Reparative Reading" (op. cit.), Eve Sedgwick aponta, esperançosa, para o que podemos aprender com "as muitas maneiras pelas quais os indivíduos e as comunidades

conseguem extrair sustento dos objetos de uma cultura – até mesmo de uma cultura cujo desejo declarado foi muitas vezes não sustentá-los".

85. F. S. Dawood et al., "Estimated Global Mortality Associated with the First 12 Months of 2009 Pandemic Influenza A H1N1 Virus Circulation: A Modelling Study". *Lancet Infectious Diseases*, 26 jun. 2012.

86. Maryam Yahya, op. cit.

87. Michael Merry, "Paternalism, Obesity, and Tolerable Levels of Risk". *Democracy & Education* 20, n. 1, 2012; John Lee, "Paternalistic, Me?". *Lancet Oncology*, jan. 2003; Barbara Peterson, "Maternalism as a Viable Alternative to the Risks Imposed by Paternalism. A Response to 'Paternalism, Obesity, and Tolerable Levels of Risk,'". *Democracy & Education* 20, n. 1, 2012; Mark Sagoff, "Trust Versus Paternalism". *American Journal of Bioethics*, maio 2013.

88. Paul Offit, *Do You Believe in Magic? The Sense and Nonsense of Alternative Medicine*. Nova York: Harper, 2013, p. 249.

89. Se *paternalismo* é um palavrão, *maternalismo* é também um tanto marcado por sua associação com um período em que as mulheres precisavam justificar seu trabalho de ativistas com o argumento que eram "naturalmente" inclinadas a proteger outras pessoas. "No final do século XIX nos Estados Unidos, o maternalismo começou a assumir conotações sociopolíticas", escreve Carolyn Weber em seu verbete sobre o maternalismo para a *Encyclopedia of Gender and Society*, "de modo que o termo passou a denotar uma escola de ativismo em que as mulheres, para lutar por causas públicas, apelavam para as qualidades que acreditavam serem inerentes ao seu gênero. Em consequência disso, as *maternalistas* são consideradas mulheres que levam os cuidados maternais para fora do lar e para suas comunidades em nome do bem social maior".

90. A maioria das crianças que recebem transplantes de sangue do cordão umbilical precisa do sangue de um doador, em vez do sangue do seu próprio cordão umbilical, que pode ser portador do mal do qual estão sendo tratadas. Essa é uma das vantagens do banco de sangue do cordão umbilical público citada por Ruben Rucoba, um pediatra cuja filha recém-nascida recebeu um transplante de banco público que salvou sua vida. Em seu artigo de 2010, "Os bancos públicos de cordões umbilicais oferecem muitas vantagens em relação aos bancos privados", diz. Rucoba observa que os bancos públicos participam de um registro nacional e, portanto, o sangue doado para esses bancos será muito provavelmente usado por alguém que precisa dele. É provável que o sangue armazenado em bancos privados não seja usado, pois a chance de que uma criança venha a precisar do sangue de seu próprio cordão umbilical é em torno de uma em

200 mil. E, enquanto os bancos públicos são obrigados a cumprir rigorosos padrões federais, os bancos privados não o são. A Academia Americana de Pediatria emitiu uma declaração contra os bancos privados de sangue do cordão umbilical em 2007, manifestando a preocupação de que eles estivessem explorando os pais ao lhes vender um serviço não comprovado e desnecessário.

91. Robert Sears, *The Vaccine Book: Making the Right Decision for Your Child.* Nova York: Little, Brown and Company, 2011, pp. 57, 58, 77, 225, 259.

92. Uma pesquisa de 2011 publicada na revista *Pediatrics*, intitulada "Alternative Vaccination Schedule Preferences among Parents of Young Children", constatou que mais de um em cada dez pais estavam usando um calendário de vacinação alternativo. E, dos pais que seguiam o cronograma recomendado pelo CDC, mais de um quarto pensava que retardar a vacinação seria mais seguro. Esses pais, concluíram os pesquisadores, estavam "em risco" por mudar para um calendário alternativo.

93. Depois de uma investigação com o objetivo de responder às preocupações de pais, grupos de defesa e meios de comunicação, entre outros, o Instituto de Medicina divulgou em 2013 um relatório intitulado "The Childhood Immunization Schedule and Safety: Stakeholder Concerns, Scientific Evidence, and Future Studies". Esse relatório não encontrou fundamento convincente para seguir calendários alternativos e concluiu: "A Comissão não encontrou nenhum indício significativo que implique que o calendário de imunização recomendado não é seguro. Além disso, os atuais sistemas de vigilância e reação identificaram eventos adversos conhecidos associados à vacinação. A infraestrutura de pesquisa federal é um sistema forte".

94. Os esporos de bactérias do tétano vivem no solo, em toda parte, e qualquer pessoa, inclusive bebês, pode contrair tétano pela sujeira introduzida numa ferida. Nos países em desenvolvimento, muitos recém-nascidos contraem o tétano através de seus cordões umbilicais não cicatrizados. As mortes por tétano nos Estados Unidos diminuíram mais de 99% desde pouco depois da vacina se tornar disponível em 1938, e o tétano neonatal foi quase eliminado. Isso se deve às melhores práticas de parto e também aos anticorpos maternos que protegem temporariamente os bebês nascidos de mulheres que foram vacinadas. Entre 2001 e 2008, apenas um recém-nascido contraiu tétano nos Estados Unidos.

95. Muitas pessoas portam a bactéria *Haemophilus influenzae* tipo B em seus narizes e gargantas, mas são imunes a ela. Antes da introdução da vacina contra a Hib em 1985, a infecção por essa bactéria era a causa mais comum de meningite nos Estados Unidos. A cada ano, cerca de uma em cada duzentas crianças menores de cinco anos sofria com a doença

provocada pela Hib e mais de 15 mil crianças eram vítimas de meningite causada pela Hib.

96. Nos Estados Unidos, uma em cada vinte crianças que contraem sarampo terá pneumonia, a complicação que com mais frequência leva à morte. A taxa de letalidade do sarampo flutua, dependendo de uma série de fatores, entre eles a idade – a doença é mais fatal em crianças menores de cinco anos e adultos. Entre os anos de 1987 e 1992, cerca de três em cada mil casos de sarampo nos Estados Unidos resultaram em morte, mas a taxa de letalidade nesse país é normalmente estimada em cerca de um em mil.

97. Seth Mnookin, op. cit., p. 19.

98. Id., "Bob Sears: Bald-Faced Liar, Devious Dissembler, or Both?". The Panic Virus: Medicine, Science, and the Media (blog), PLOS.org, 26 mar. 2012.

99. Robert Sears, "California Bill AB2109 Threatens Vaccine Freedom of Choice". Huff Post San Francisco, The Blog (seção de comentários), 24 mar. 2012. Disponível em: <http://www.huffingtonpost.com/ social/hp_blogger_Dr.%20Bob%20Sears/california-vaccination-bill_b_ 1355370_143503103.html>.

100. Id., Ibid., 25 mar. 2012. Disponível em: <http://www.huffingtonpost. com/ social/hp_blogger_Dr.%20Bob%20Sears/california-vaccination- -bill_b_ 1355370_143586737.html>.

101. Existem entre 2 mil e 6 mil componentes imunológicos – as proteínas que provocam uma resposta imune – em uma única bactéria. A vacina contra a varíola, em comparação, contém cerca de duzentos componentes imunológicos.

102. Trata-se do site whale.to, que goza de uma alta classificação nas buscas do Google para "vacinação". Ele hospeda, entre outras curiosidades, o texto completo dos *Protocolos dos sábios de Sião*, um documento que finge ser a ata de um encontro entre líderes judeus que planejavam assumir o controle do mundo por meio do controle da economia e da imprensa.

103. Pouco depois de sua criação em 2005, a Generation Rescue divulgou a teoria de que vacinas provocam autismo por uma campanha que incluiu anúncios de página inteira no *The New York Times* e no *USA Today*. Jenny McCarthy era sua porta-voz e agora é sua presidente.

104. Vários desses pais, entre eles Kathleen Seidel, que fundou o site neurodiversity.com, e Camille Clark, também conhecida como Autism Diva, têm seu perfil traçado por Paul Offit em *Autism's False Prophets* (op. cit.).

105. Paul Offit, *Autism's False Prophets*, op. cit., p. xvii.

106. Amy Wallace, "An Epidemic of Fear: How Panicked Parents Skipping Shots Endangers Us All". *Wired*, 19 out. 2009.

107. Nadja Durbach, op. cit., p. 20. O que constituía exatamente a coisa verdadeira, quando se tratava de medicina, era uma questão de considerável complexidade no início do século XIX. Naquela época, a medicina era praticada por consertadores de ossos, parteiras, herbolários e uma variedade de outros curandeiros leigos, além de médicos "regulares", que eram eles próprios um grupo heterogêneo. Não havia um órgão central de licenciamento para os médicos, não havia normas estabelecidas para a prática e os diplomas médicos podiam ser comprados abertamente.

Quando lutaram para estabelecer a medicina como profissão legítima e para regulamentar sua prática, conta Nadja Durbach em *Bodily Matters* (op. cit.), os médicos apelaram ao Estado para ter autoridade exclusiva sobre a vacinação. Uma associação de médicos britânicos publicou um relatório em 1840 queixando-se de que a vacinação estava sendo aplicada por "curandeiros itinerantes, comerciantes menores de uma ordem inferior, ferreiros, coletores de impostos, boticários etc.; os pobres, uns nos outros". Em outras palavras, a vacinação era oferecida por todos que prestavam serviços médicos.

O direito de realizar a vacinação foi finalmente restrito a médicos e vacinadores licenciados pelo Estado, e a variolação tornou-se ilegal na Grã-Bretanha em 1841. Embora isso permitisse uma melhor regulamentação da imunização, também reforçava os temores de que o Estado estava em conluio com os médicos para criar um monopólio impulsionado pelo lucro na medicina. Com essa legislação, observa Durbach, a resistência à profissionalização e à padronização da medicina também se tornou resistência à autoridade governamental.

108. Donald McNeil, "Debating the Wisdom of 'Swine Flu Parties'". *The New York Times*, 6 maio 2009.

109. Houve algum debate na época sobre se as mulheres podiam ou deveriam solicitar a isenção de consciência, pois os homens eram os guardiões legais de seus filhos e não era apropriado para a mulher, de acordo com um político, exercer sua consciência fora do lar. A própria lei usava a palavra "progenitores" e não excluía as mães, mas em alguns lugares os pedidos das mulheres foram recusados e lhes disseram que somente os pais poderiam pedir isenção. Em outros lugares, quase todos os requerentes eram do sexo feminino. Por fim, uma emenda ambígua foi interpretada como incluindo as mães. "Em consequência dessa interpretação da nova legislação", escreve Nadja Durbach, "os primeiros objetores de consciência amplamente reconhecidos não eram apenas predominantemente operários, mas também muitas vezes do sexo feminino".

110. Nadja Durbach, op. cit., pp. 171-97.

111. Seth Mnookin, *The Panic Virus*, op. cit., pp. 27-9.

112. Também devemos uma parte da segurança do nosso atual calendário de vacinação aos pais que recusaram a vacinação durante uma epidemia de varíola em 1901 (mais sobre isso na nota 125); aos pais que apelaram ao Congresso para um melhor rastreamento dos efeitos colaterais da vacina em 1984 (esse grupo de pais viria a formar o NVIC – ver nota 65); e a pais como John Salamone, que defendeu com êxito que a vacina oral contra a poliomielite fosse substituída por uma vacina contra a pólio inativada mais segura em 1998. A defesa da inocuidade da vacina não é o mesmo que o ativismo contra a vacina, que tem por objetivo minar nosso sistema de vacinação, em vez de aperfeiçoá-lo. Mas alguns grupos, como o NVIC, se envolvem em ambas as atividades.

113. Michael Willrich, op. cit., pp. 330-6.

114. Arthur Allen, op. cit., p. 111.

115. A palavra "privilégio" vem do latim "privilegium", que significa "lei que se aplica a uma única pessoa". Uma isenção legal da vacinação é, por definição, um privilégio. A vacinação é exigida para a admissão em escolas públicas, bem como em muitas creches e pré-escolas nos Estados Unidos. Todos os estados do país oferecem isenções médicas a essa exigência, todos os estados, exceto dois, oferecem isenções religiosas, e dezenove estados oferecem isenções filosóficas, a nossa versão da objeção de consciência.

116. Em "'Herd Immunity': A Rough Guide" (op. cit.), Paul Fine argumenta que devemos ser "cautelosos com os limiares que se objetiva para a vacinação, na medida em que os limiares se baseiam em suposições que simplificam muito a complexidade das populações reais. Na maioria das circunstâncias, a prática sensata de saúde pública é visar 100% de cobertura, com todas as doses recomendadas, reconhecendo que 100% nunca é realizável e esperando alcançar aquele que é o 'verdadeiro' limiar de imunidade da população em questão".

117. Robert Sears, *The Vaccine Book*, op. cit., p. 220, 97.

118. *Elizabeth I: Collected Works*, org. de Leah Marcus, Janel Mueller e Mary Beth Rose. Chicago: University of Chicago Press, 2000, p. 52.

119. Donna Haraway, *Simians, Cyborgs, and Women*. Nova York: Routledge, 1991, pp. 7, 253.

120. Steve Bradt, "Vaccine Vacuum". *Harvard Gazette*, 29 jul. 2010; Feng Fu et al., "Imitation Dynamics of Vaccination Behavior on Social Networks". *Proceedings of the Royal Society B*, jan. 2011.

121. James Geary, op. cit., pp. 127-29.

122. George Orwell, "Politics and the English Language". In: *A Collection of Essays*. Orlando: Mariner Books, [1946] 1970, p. 167.

123. Antes do vazamento, a EPA classificou o Corexit como menos eficaz e mais tóxico do que pelo menos doze outros produtos. Mas depois do vazamento, a EPA realizou um teste e descobriu que o Corexit misturado com o petróleo da Louisiana não era mais ou menos tóxico para a vida marinha do que outros dispersantes misturados com petróleo. Um dos funcionários da própria EPA questionou o mérito desse teste, como Suzanne Goldenberg apontou em artigo para o *The Guardian* ("BP Oil Spill: Obama Administration's Scientists Admit Alarm over Chemicals", 3 ago. 2010) e Susan Shaw, diretora do Instituto de Pesquisas Ambientais Marinhas, disse ao *The Guardian*: "Foi apenas um teste e foi muito grosseiro". Àquela altura, a quantidade de Corexit que tinha sido usada no golfo já constituía, como observou o toxicologista Ron Kendall, um enorme "experimento ecotoxicológico" não regulamentado. Os resultados desse experimento ainda estão por concluir.

124. Michael Willrich, op. cit., p. 171.

125. Quando a varíola estourou em Camden, o Conselho de Educação anunciou que as crianças que não fossem vacinadas não poderiam frequentar a escola. Milhares de escolares foram vacinados no mês seguinte, mas então um garoto de dezesseis anos que tinha sido vacinado recentemente teve um caso de tétano que travou sua mandíbula e provocou convulsões em seu corpo. E depois uma garota de dezesseis anos que tinha sido recentemente vacinada teve tétano, e um garoto de onze anos que também tinha sido recentemente vacinado morreu menos de um dia depois de adoecer com tétano.

Uma investigação descobriria que quase todas as crianças atingidas receberam vacinas de um mesmo fabricante. E esse fabricante também estaria ligado a um surto de tétano no Hospital de Filadélfia. Na Europa, as vacinas eram controladas ou até mesmo produzidas pelos governos, mas nos Estados Unidos qualquer um podia fazer e vender sua vacina. A vacina contra a varíola era obtida de vacas e produzida em fazendas, onde era suscetível à contaminação pela poeira e pelo estrume dos estábulos, que muitas vezes continham bacilos do tétano.

Quando as mortes por tétano começaram a superar as mortes por varíola em Camden, os pais iniciaram uma greve na escola e recusaram a vacinação. Quando casos isolados de tétano foram relatados em escolares que haviam sido vacinados em Atlantic City e Filadélfia, o pânico de Camden se tornou uma crise nacional. Com a resistência à vacinação em ascensão, Theodore Roosevelt assinou a Lei de Controle Biológico, que estabeleceu um sistema de licenciamento e inspeção para fabricantes de vacinas. Essa legislação, observou o *The New York Times*, "acarretaria uma expansão perigosa da autoridade federal se não visasse corrigir um mal ainda mais perigoso".

O perigo, como muitos o entendiam, não era apenas que as crianças pudessem ser prejudicadas por vacinas ruins, mas que ainda mais crianças pudessem ser prejudicadas pela varíola quando seus pais justificadamente recusassem a vacinação. Em Camden, nove crianças morreram de tétano após a vacinação e quinze pessoas – nenhuma delas recentemente vacinada – morreram de varíola. "Quando a epidemia terminou naquela primavera", escreve Willrich, "ficou claro que a varíola tinha sido mais fatal do que a vacinação".

126. O Sistema de Notificação de Eventos Adversos de Vacinas (Vaccine Adverse Event Reporting System, Vaers) recolhe relatos de "acontecimentos adversos" (de febres e erupções cutâneas até convulsões e anafilaxia) após a vacinação. Este sistema é às vezes mal compreendido como um banco de dados de efeitos colaterais de vacina, mas seu objetivo é funcionar como um sistema de vigilância passiva em que grupos ou padrões de relatos semelhantes levarão a uma investigação mais aprofundada pelo CDC. Qualquer pessoa pode fazer um relatório para o Vaers, inclusive pais e advogados que tratam de danos pessoais, e o banco de dados recebe inevitavelmente relatos de eventos não relacionados à vacinação – mortes por suicídio e acidentes de carro após a vacinação foram relatados para o Vaers, bem como a transformação de um homem no Incrível Hulk após sua vacinação contra a gripe.

Em julho de 1999, os funcionários do CDC ficaram alarmados com quinze relatos do Vaers de bebês que haviam desenvolvido uma forma incomum de bloqueio intestinal chamada intussuscepção, após receber uma nova vacina contra rotavírus, a RotaShield. (Não era a vacina contra o rotavírus coinventada por Paul Offit.) O CDC recomendara a vacina para todos os bebês porque o rotavírus era responsável por 70 mil hospitalizações e sessenta mortes por ano nos Estados Unidos. Quando o Vaers suspeitou de um problema potencial, o CDC suspendeu o uso da vacina e iniciou uma investigação. Àquela altura, a vacina RotaShield estava disponível havia menos de um ano. Em outubro, os pesquisadores concluíram que as crianças que receberam a vacina estavam 25 vezes mais propensas a sofrer intussuscepção do que as não vacinadas, e a vacina foi retirada do mercado. O risco de sofrer intussuscepção após a vacinação tinha sido de cerca de um em 10 mil e o Vaers servira para detectar esse risco em poucos meses.

127. Anne-Marie Moulin, "Immunology Old and New: The Beginning and the End". In: Pauline Mazumdar (org.), *Immunology 1930-1980*. Toronto: Wall & Thompson, 1989, pp. 293-4.

128. Michael Fitzpatrick, "Myths of Immunity: The Imperiled 'Immune System' Is a Metaphor for Human Vulnerability". *Spiked*, 18 fev. 2002.

129. Emily Martin, op. cit., p. 122.

130. Tirei esses exemplos das muitas listas de componentes das vacinas citadas em *The Vaccine Book*, de Robert Sears (op. cit.).

131. Martin não faz essa pergunta no contexto específico da vacinação, mas num contexto mais amplo de atitudes americanas em relação à saúde e à doença em geral. Essa questão, que abre o capítulo final de seu livro *Flexible Bodies: Tracking Immunity in American Culture* (op. cit.), é informada por suas observações sobre a Aids e doenças emergentes, bem como o capitalismo tardio e o racismo. "Está claro para mim", escreve ela, "que o que está em jogo em nossa compreensão da 'saúde' são as questões mais amplas da sobrevivência e da morte da própria ordem social." (pp. 235, 229)

132. Barbara Loe Fisher, "Illinois Board of Health: Immunization Rules and Proposed Changes", nvic.org, 26 mar. 1998.

133. Em *O imperador de todos os males: Uma biografia do câncer* (trad. de Berilo Vargas. São Paulo: Companhia das Letras, 2012, pp. 57, 65), Mukherjee diz: "Tendemos a pensar no câncer como doença moderna porque suas metáforas são modernas". "O câncer", explica ele, "é uma doença relacionada com a idade – às vezes exponencialmente. O risco de câncer de mama, por exemplo, é de cerca de um em quatrocentos para uma mulher de trinta anos e aumenta de um para nove numa de setenta." E mais adiante: "Os médicos do século XIX costumavam associar o câncer à civilização: o câncer, eles pensavam, era causado pela correria da vida moderna, que de alguma forma estimulava o crescimento patológico no corpo. A associação era correta, porém a causalidade não: a civilização não é a causa do câncer, mas, ao prolongar a vida humana, ela o *desvela*".

134. O "Tribunal das Vacinas" foi criado pela Lei Nacional dos Danos Causados pelas Vacinas na Infância, datada de 1986, a mesma legislação que previu a revisão independente da segurança das vacinas pelo Instituto de Medicina e criou um sistema para relatar os efeitos colaterais das vacinas por intermédio do Vaers.

A cadeia de eventos que levou a essa legislação começou em 1981, quando um estudo britânico sugeriu que o componente de coqueluche de células inteiras da vacina DTP (vacina tríplice bacteriana contra difteria, tétano e coqueluche), que agora foi substituído por uma coqueluche acelular, pode causar danos cerebrais permanentes. Como explica Paul Offit em *Deadly Choices* (op. cit.), esse achado seria refutado por uma série de estudos posteriores – uma investigação feita por neuropatologistas na Inglaterra, um estudo epidemiológico na Dinamarca e um estudo com mais de 200 mil crianças nos Estados Unidos –, mas não antes que o medo da vacina DTP se propagasse para os Estados Unidos.

Em 1984, o documentário de televisão *DPT: Roleta da Vacina* dramatizou esse medo com imagens de crianças gravemente deficientes e entrevistas com especialistas que alertaram que "os perigos são muito maiores do que os médicos estão dispostos a admitir". À exibição nacional do documentário seguiu-se um aumento enorme no número de processos judiciais contra empresas farmacêuticas.

De acordo com Arthur Allen, "em 1985, 219 processos relacionados à vacina contra a coqueluche deram entrada nos tribunais americanos, com um pedido médio de compensação de 26 milhões de dólares. Quando os processos começaram em 1981, o tamanho total do mercado de vacinas contra a coqueluche nos Estados Unidos era de apenas 2 milhões". Uma das três empresas que produziam a DTP deixou de distribuir a vacina e outra parou a produção devido à responsabilidade financeira. Em 1986, a última empresa que ainda fazia a vacina anunciou que suspenderia a produção.

Em uma audiência do Senado realizada em 1984, um grupo de pais que viriam a chamar sua organização de Centro Nacional de Informações sobre Vacinas (ver nota 65) pedira ao governo que expandisse a pesquisa sobre os efeitos colaterais das vacinas, exigisse que os médicos relatassem efeitos colaterais para um banco central de dados e criasse um programa de compensação para crianças gravemente lesadas por vacinas. Esperando tratar não só da escassez de vacinas, mas também das preocupações que levaram ao litígio que contribuiu para ela, os legisladores aprovaram um projeto de lei que atendia aos pedidos desses pais. Esse projeto visava proteger os interesses tanto dos pais como dos fabricantes de vacinas e, como era de prever, nenhuma das partes gostou dele.

A Lei Nacional dos Danos Causados pelas Vacinas na Infância previa que o governo federal – e não os fabricantes de vacinas – fosse processado em casos de lesão por vacinas. Os pais não gostaram disso porque os fabricantes não seriam responsabilizados pela segurança de seus produtos. A lei também previa que os pais das crianças lesadas fossem indenizados sem provar definitivamente que a lesão havia sido causada por uma vacina. Os fabricantes não gostaram disso porque seus produtos seriam associados a efeitos colaterais que eles não causavam.

135. Arthur Allen, "In Your Eye, Jenny McCarthy: A Special Court Rejects Autism-Vaccine Theories". *Slate*, 12 fev. 2009.
136. Maria Popova, "Mind and Cosmos: Philosopher Thomas Nagel's Brave Critique of Scientific Reductionism", brainpickings.org (blog), 30 out. 2012. Disponível em: <http://www.brainpickings.org/index.php/2012/10/30/mind-and-cosmos-thomas-nagel>.

137. Scott Rosenberg, "Salon.com Retracts Vaccination Story, but Shouldn't Delete It", Idea Lab (blog), pbs.org, 24 jan. 2011. Disponível em: <http://www.pbs.org/idealab/2011/01/saloncom-retracts-vaccination-story-but-shouldnt-delete-it021>.

138. Descrito no *Boston Globe* como um "cult clássico instantâneo", o artigo de John Ioannidis, "Why Most Published Research Findings Are False" (*PLOS Medicine*, ago. 2005), foi baixado mais vezes do que qualquer outro trabalho técnico publicado pela revista *PLOS Medicine*. Os dois cientistas que leram uma primeira versão deste livro manifestaram preocupação, porque minha citação do título atrevido de Ioannidis poderia ser enganosa. Em muitos casos, como destacou um dos cientistas, os dados de pesquisas publicadas estão corretos, mesmo quando as conclusões tiradas desses dados estão erradas. "A maioria das pesquisas publicadas precisa ser refinada", seria mais preciso do que "a maioria dos resultados de pesquisas publicados é falsa", sugeriu ele.

Em seu estudo de 2007 "Most Published Research Findings Are False – But a Little Replication Goes a Long Way", o pesquisador do CDC Ramal Moonesinghe e seus colegas concluíram que a probabilidade de um resultado de pesquisa ser verdadeiro aumenta significativamente depois de ser replicado em vários outros estudos. Ou, como diz Carl Sagan: "A ciência prospera em cima de erros, eliminando-os um a um".

139. John Ioannidis, op. cit.

140. Rachel Carson, *Silent Spring*. Nova York: Houghton Mifflin, [1962] 2002, p. 279 [ed. bras.: *Primavera silenciosa*. 2. ed. Trad. de Raul de Polillo. São Paulo: Melhoramentos, 1969, p. 286].

141. Allan Johnson, "Modernity and Anxiety in Bram Stoker's *Dracula*". In: Jack Lynch (org.), *Critical Insights: Dracula*. Hackensack, NJ: Salem Press, 2009, p. 74.

142. Tendo contribuído para a invenção da bomba atômica, Feynman teve motivos consideráveis para a incerteza.

143. John Keats, em "Ode on a Grecian Urn": "'*Beauty is truth, truth beauty', – that is all/ye know on earth, and all ye need to know*" ["'A beleza é verdade, a verdade a beleza'/– É tudo o que há para saber, e nada mais" ("Ode sobre uma urna grega". In: Augusto de Campos, *Linguaviagem*. São Paulo: Companhia das Letras, [1970] 1987)].

144. Desde então fiquei sabendo que muitas crianças com alergias a ovo podem receber com segurança a vacina contra a gripe. Meu filho foi finalmente vacinado, apesar de sua alergia.

145. Robert Sears, *The Vaccine Book*, op. cit., p. 123.

146. A vacina contra a gripe sazonal é diferente de outras vacinas de várias maneiras, sendo a mais óbvia a tendência a ser menos eficaz. Isso ocorre

porque os vírus Influenza mudam rapidamente e diferentes cepas provocam uma gripe nova a cada ano. Para preparar uma vacina antes da temporada de gripe, os pesquisadores devem fazer uma estimativa fundamentada de quais cepas do vírus estarão ativas no ano seguinte. Eles geralmente acertam. Mas pessoas vacinadas podem ser infectadas com outras cepas de gripe não cobertas pela vacina, o que leva algumas pessoas a concluir que a vacina não funciona. Ela funciona, sim. Mesmo em anos em que não é bem adequada às cepas do vírus que estão em circulação, ela ainda pode reduzir a gravidade da doença em pessoas vacinadas e reduzir a incidência da gripe na população como um todo. E as pessoas que foram vacinadas muitas vezes contra a gripe podem acumular imunidade para muitas cepas de gripe.

Tanto a eficácia da vacina contra a gripe como a gravidade do vírus da gripe flutuam de ano para ano, tornando as avaliações de risco individual difíceis. O vírus pode ser fraco por muitos anos a fio, produzindo principalmente casos leves de gripe, e então uma cepa muito mais·perigosa pode surgir de repente.

147. Nicholas von Hoffman, "False Front in War on Cancer". *Chicago Tribune*, 13 fev. 1975.

148. Donna Haraway, *Simians, Cyborgs, and Women*, op. cit., p. 224.

149. Ensinei ao meu filho as regras do beisebol num dia de primavera, quando estávamos brincando na praia com uma bola e um taco de plástico. Depois de seu primeiro "out" ele começou a entender que não estávamos na mesma equipe. "Você é o cara mau", ele disse com um sorriso malicioso. Ele havia descoberto recentemente os super-heróis e a fácil oposição entre o bem e o mal. Ele tendia para essa oposição, mas também foi atraído pela palavra "renegado", que defini para ele como alguém que infringe as regras por razões que acredita que são boas. "Às vezes sou um renegado", confessou-me.

"Não sou um cara mau ou um cara bom", eu disse a ele. "Só estou no outro time." Ele riu desse raciocínio fraco. Fiz um arremesso e ele errou a rebatida. "Boa tentativa, cara mau", disse em tom amigável enquanto entregava o taco. Ele talvez não tenha entendido completamente o jogo, mas compreendeu que eu queria que ele acertasse a bola tanto quanto ele queria acertá-la. Não estávamos realmente em times diferentes – estávamos jogando juntos.

150. Susan Dominus, "Stephen King's Family Business". *The New York Times*, 31 jul. 2013.

151. Roland Benabou et al., "Incentives and Prosocial Behavior". *American Economic Review*, dez. 2006.

152. No original, "*I, too, dislike it*", início do poema "Poetry" de Marianne Moore: "*I, too, dislike it: there are things that are important beyond/all*

this fiddle./ Reading it, however, with a perfect contempt for it, one/discovers in/it after all, a place for the genuine" [em tradução livre: "Também não gosto dela: há coisas mais importantes do que/toda essa bobagem./Lendo-a, no entanto, com total desprezo, a gente/descobre nela/no fim das contas, um lugar para o genuíno"].

153. J. Y. Huang et al., "Immunizing against Prejudice: Effects of Disease Protection on Attitudes Toward Out-Groups". *Psychological Science*, 22 dez. 2011.

154. Stephen J. Simpson e Pamela J. Hines, "Self-Discrimination, a Life and Death Issue". *Science*, 1 abr. 2002.

155. Polly Matzinger, "The Danger Model: A Renewed Sense of Self". *Science*, 12 abr. 2002; Claudia Dreifus, "A Conversation with Polly Matzinger: Blazing an Unconventional Trail to a New Theory of Immunity". *New York Times*, 16 jun. 1998.

156. Martin Luther King, "Letter from Birmingham Jail", 16 abr. 1963.

157. Carl Zimmer, "Tending the Body's Microbial Garden". *The New York Times*, 18 jun. 2012.

Agradecimentos

Rachel Webster passou muitas noites comigo, sentada à mesa da cozinha enquanto nossos filhos dormiam, examinando rascunhos e mais rascunhos do que viria a ser este livro. Minha escrita se alimentou de conversas com ela e com outros bons amigos, em particular Suzanne Buffam, Bill Girard, Kristen Harris, Jen Jaume, Amy Leach, Shauna Seliy, Molly Tambor, David Trinidad e Connie Voisine. Robyn Schiff me aconselhou sobre todas as coisas góticas, pensou comigo e articulou coisas que eu não sabia que sabia. Agradeço a comunidade de poetas – e também de mães – que complicou meu pensamento, discutiu com generosidade e me apontou novas direções. Tenho dívidas especiais para com Brandel France de Bravo, Arielle Greenberg, Joy Katz, Jennifer Kronovet, Cate Marvin, Erika Meitner, Hoa Nguyen, Lisa Olstein, Danielle Pafunda, Martha Silano, Carmen Giménez Smith, Laurel Snyder, Marcela Sulak e Rachel Zucker, entre outras pessoas.

Os escritores David Shields e Rebecca Solnit me deram um valioso apoio no início deste projeto. John Keene sugeriu leituras essenciais sobre metáfora e Yiyun Li me ajudou a encontrar um imunologista que gostasse de literatura. Matt McGowan, meu agente, leu os rascunhos iniciais deste livro e me incentivou a pensar nele como grande, mesmo que fosse pequeno. Meu editor, Jeff Shotts, conversou comigo sobre cada detalhe e, à sua maneira brilhante, encontrou muitas maneiras de melhorar este livro. Sou grato a ele e a todos na Graywolf.

Bolsas da Fundação Guggenheim, da Fundação Howard e do National Endowment for the Arts me permitiram passar algum tempo longe das aulas para pesquisar e escrever. O Christine Center me proporcionou um eremitério. Juthamas Latourte, Aimee Patke Kubes e nossos maravilhosos amigos da Total Child Preschool expandiram o mundo do meu filho enquanto eu escrevia.

Na biblioteca da Northwestern University, Charlotte Cubbage me ajudou mas minhas primeiras tentativas de pesquisa, e Maria Hlohowskyj foi minha primeira assistente de pesquisa. Mais tarde, minha ex-aluna Yliana Gonzalez encontrou tempo em seu trabalho de escritora para me ajudar – e deixou este livro mais inteligente.

Entre os cientistas e médicos que responderam generosamente a minhas muitas perguntas estão Scott Masten, Ellen Wright Clayton, Patricia Winokur, Charles Grose e Paul Offit. Leonard Green revisou graciosamente um rascunho completo do livro. Tom Waldshmidt me explicou muitas coisas complicadas, leu vários rascunhos e foi um conselheiro indispensável.

Agradeço meus colegas da Northwestern por suas ideias e pelo apoio, em especial Brian Bouldrey, Katy Breen, Averill Curdy, Nick Davis, Harris Feinsod, Reg Gibbons, Mary Kinzie, Susan Manning, Susie Phillips e Carl Smith. Agradeço a Jane Smith por articular o problema do poder e da impotência. Agradeço a Laurie Zoloth por me apresentar à bioética e por uma emocionante discussão sobre "Contágio e os limites da ironia".

Maggie Nelson fez uma leitura boa, rigorosa e necessária da primeira versão completa deste livro. Nick Davis derramou seu brilhantismo nas margens e animou meu espírito. Partes deste livro foram publicadas na *Harper's*, e Genevieve Smith fez algumas edições que persistem. Suzanne Buffam, John Bresland, Sarah Manguso, Mara Naselli e Robyn Schiff leram rascunhos e fizeram sugestões valiosas que levaram este livro à conclusão.

Agradeço à minha mãe, Ellen Graf, por ter me ensinado sobre mito e metáfora, entre outras coisas. E a meu pai, Roger Biss, por nutrir meu interesse pela imunidade, me enviar artigos e emprestar sua voz para este livro. Minha irmã, Mavis Biss, foi, como sempre, minha companheira de pensamento e emprestou sua mente rigorosa aos meus problemas. Sou grata pela gentileza de Cathy Biss, Fred Graf, Athan Biss, Genevieve Biss, Paroda Decavallas, Liz Graf-Brennen e Louise Langsner.

Agradeço ao meu marido, John Bresland, por colaborar comigo na vida e na arte, e por ser um modelo tanto de ceticismo como de confiança. E agradeço ao meu filho, Juneau, por me dar tanta coisa para pensar.

Copyright © 2014 by Eula Biss

Todos os direitos desta edição reservados à Todavia.

Grafia atualizada segundo o Acordo Ortográfico da Língua
Portuguesa de 1990, que entrou em vigor no Brasil em 2009.

capa
Pedro Inoue
preparação
Mariana Delfini
revisão
Huendel Viana
Eloah Pina
composição
Bloco Gráfico
produção gráfica
Aline Valli

Dados Internacionais de Catalogação na Publicação (CIP)
——

Biss, Eula (1977-)
Eula Biss: Imunidade
Título original: *On Immunity: An Inoculation*
Tradução: Pedro Maia Soares
São Paulo: Todavia, 1ª ed., 2017
208 páginas

ISBN 978-85-93828-10-2

1. Vacinação – História 2. Ensaio
3. História da saúde 4. Pais e filhos
I. Maia Soares, Pedro II. Título

CDD 616
——

Índices para catálogo sistemático:
1. Vacinação – História: Ensaio 616

todavia
Rua Luís Anhaia, 44
05433.020 São Paulo SP
T. 55 11. 3854 5665
www.todavialivros.com.br

fonte
Register*
papel
Munken print cream
80 g/m²
impressão
Geográfica

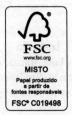